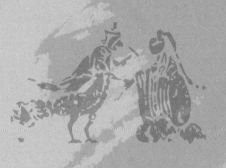

中药望闻问切

顾问　李济仁　徐经世　胡国俊　彭代银

朋汤义　著

U0235685

人民卫生出版社

图书在版编目（CIP）数据

中药望闻问切 / 朋汤义著 . —北京：人民卫生出版社，2020

ISBN 978-7-117-30120-6

Ⅰ . ①中…　Ⅱ . ①朋…　Ⅲ . ①中国医药学　Ⅳ . ①R2

中国版本图书馆 CIP 数据核字（2020）第 101295 号

| 人卫智网 | www.ipmph.com | 医学教育、学术、考试、健康，购书智慧智能综合服务平台 |
| 人卫官网 | www.pmph.com | 人卫官方资讯发布平台 |

中药望闻问切

著　　者：朋汤义

出版发行：人民卫生出版社（中继线 010-59780011）

地　　址：北京市朝阳区潘家园南里 19 号

邮　　编：100021

E - mail：pmph @ pmph.com

购书热线：010-59787592　010-59787584　010-65264830

印　　刷：三河市博文印刷有限公司

经　　销：新华书店

开　　本：710×1000　1/16　印张：12

字　　数：203 千字

版　　次：2020 年 7 月第 1 版　2020 年 7 月第 1 版第 1 次印刷

标准书号：ISBN 978-7-117-30120-6

定　　价：59.00 元

打击盗版举报电话：010-59787491　E-mail：WQ @ pmph.com

质量问题联系电话：010-59787234　E-mail：zhiliang @ pmph.com

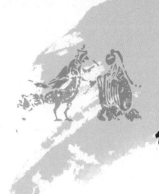

作者简介

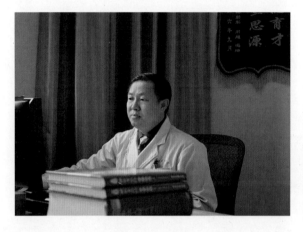

朋汤义,男,1966 年 12 月 22 日生,中国致公党党员。执业中药师,全国中药特色技术传承人,中国商品学会中药标本馆专业委员会常务理事,马来西亚亚洲中医技职学院海外医药学顾问,安徽省中医药学会民间医药专业委员会常务委员,安徽省中医药学会中药专业委员会委员,安徽省医学会医疗事故(损害)技术鉴定专家库成员,安徽省合肥市中级人民法院专家库成员。

主要从事中药实践培训、临床中药教学、中药科研、药事管理及中医药理论研究等工作。首次在继承的基础之上,创新性地提出了"中药望闻问切"的理论方法。独著《中药传承游学记》,主编《临床中药汇编》,参编《常用中药饮片炮制与临床应用》等多部中药著作,编审《安徽省中药饮片炮制规范》(2019年版),主持多项国家级、省级基金项目,发表学术论文近 30 篇。

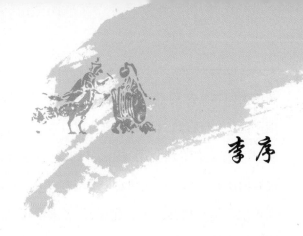

李序

中医四诊望闻问切古已有之，"中药的望、闻、问、切"则见之于安徽省中医院朋汤义药师新著。著作虽新，然作者的学术主张并不新，从书里得知此主张五年前即公之于众，并迅即广泛应用于临床中药教学、中医住院医师规范化培训，并走出国门、走向世界，现将经过这样历练的主张结集出版，为进一步发扬光大奠定了更加坚实的基础，可喜可贺。

朋汤义药师提出的学术主张虽然新颖，然并非标新立异，其本质是来自中医药"象思维"，从"视之可见，触之可及，嗅之可知，尝之可得"的客观之象，进而大胆推导出现行中医药对中药功效的认知，很可能来自于古人"象思维"的取象比类运用。而作者的推导过程引经据典、精彩纷呈，不免令人拍案叫绝。可以说"中药的望、闻、问、切"听起来振聋发聩的观点，也确实为中医药研究的继承与发展提供了很好的思路与方法论。

老话讲，为人子者不可不知医，执医者不可不知药。中医药要立足于临床，要取得发展，都离不开对药的了解，对药的深入了解，而中医药最难了解的也正是药。我最初学医的时候，我的先生对我抓得最紧的，就是对药的学习与理解。我在对药的学习方面花的时间也最多，感觉对药的学习与理解也是学习阶段最辛苦的事。朋汤义药师用他三十余载的中药工作、教学经验，总结出"中药的望、闻、问、切"的系列理论，在推动中医药学科进步的同时，也为解决中医药学习之难，尤其是解决中药学习运用之难，提供了一个便捷有效之道，可谓功德无量。

我们这代人对如何发展中医药绞尽脑汁，但办法不多，朋汤义药师的《中药望闻问切》,让我看到中医药发展的某种前景。读罢朋著,益感作者读书范围广泛,根基深厚,对学问之道孜孜以求、苦心孤诣,兼之思维奇特、胆识过人,所以才能立论不凡。也为中医药事业后继有人、发展有望而感到欣慰。不仅要向所有从事中医药研究者推荐这本书,也要向他们推荐朋汤义药师的学术追求与钻研精神。提点建议,作者多次提到的"医不识药,犹将不识兵;药不知医,犹兵不从将"现状,因为责任在医不在药,可不可以考虑改成"药不应医。"

国医大师 *郭安李瀞仁*

2019 年 7 月 8 日

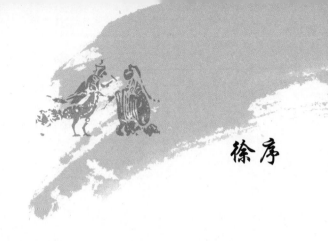

徐序

　　上古之时"伏羲氏尝味百药而制九针"、"神农尝百草"与"伊尹制汤液"之传说，晰中华先民认知和使用中药之起源，后繁经历代医家于长期之医疗实践而不断继承发展，并与各历史时期之政治、经济、科学、文化等密切相联，中药之认知日渐自成体系。纵观古今，中医药数千年，医家药家上下求索，承前启后，代有传承，乃使中医药继承发展、日趋昌盛。至明代，《本草纲目》之皇皇巨著，承古开今，中药理论，宝库日充，苍生得佑。

　　当值《中医药发展战略规划纲要》贯彻落实之际，又《中医药法》颁布实施之时，我院朋汤义药师积其三十余载之中药工作、教学经验，首次提出并力撰《中药望闻问切》一书，倾其对中药认知之心得，公之于世，诚可谓用心至诚。朋汤义药师长期经理中药房，于工作中兢兢业业，目光如炬，一丝不苟，尤擅中药鉴定和中药药性之应用，凭其忠诚敬业之精神、广博精湛之技艺，乃成为安徽省中药界之佼佼者。繁忙中可喜其于继承之余不忘创新，总结提炼"中药望闻问切"并倾囊传之于后世之学。在其管理下，我院中药房逐步发展成为安徽省规模最大之标准化中药房，更为安徽省乃至全国中医住院医师规范化培训中药基地之楷模。

　　《中药望闻问切》将中药之基原、药用部位及中药之形、色、气、味、质等特征与中药之四气五味、升降浮沉、归经、毒性等中药药性及功效进行有机之联系，科学之衔接，改变传统中药之认知，全方位、多视角、新方法对中药药性予以研究总结，可谓是为中药理论之体系提出了新见解、中药药性之研究开辟了新思路，于当今中药理论研究尚属首见。其人其书，于医于药，乃幸甚矣!

今,有幸得阅如此系统完备总结中药药性之书,由衷感到欣慰,乐为之序。

国医大师 *徐经世*

丁酉初冬合肥

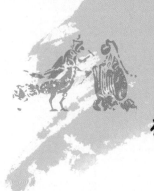

徐序

上古之时，神农氏尝百药而制九针，神农尝
百草，与伊尹制汤液之传说，渐中华先民认知
和使用中药之起源。后经历代医家于长期之
医疗实践而不断继承发展，并与各历史时期之
政治、经济、科学、文化等密切相联，中药之认知
日渐自成体系。纵观古今，中医药数千年，历使中药
药家上下求索，承前启后，代有传承，方使中医药

继承发展，日趋昌盛，至明代，《本草纲目》之皇
皇巨著，永古阅今，中药资源、资库日充盈于
告得悟。
当值《中药发展我省现刊纲》之际，我深切薄贫
之降文《中药法》颁布施之时，我深阅汤义
药师枞其三十余载之中药工作教学经验，首汇
提出亚撰《中药的望闻问切》一书，其对中药认知
之心得，公之于世，诚可谓用心至诚。闻汤关药师长

调理中药房，于三十作中现珐紫叶，目光如炬，一
丝方苟，心擅中药鉴定和中药性之禮用佐
甚忠诚敬业之精神广博精湛之接艺，乃成为安
徽省中药界之使俊者，药忙中可喜其于继承之
馀不忘创新。慈悟提炼中药的望闻问切，並明莱
徐之在世之学，在其管理下，我院中药房逐步
发展成为安徽省规模最大之标准化中药房，更
为安徽省乃至全国中医住院药师规范培训中药

养地之楷模。
《中药的望闻问切》将中药之基源、药用部位
及中药之形、色、气、味、广等特征与中药之四气五
味、升降浮沉、归经、毒性等药性及功效进行
有机之联系，科学之衔接，改变传统中药认知，
全方位、多视角、新方法对中药药性以研究总
结，可谓是为中药理论之评系提出新思路，中

论研究高属首见。吾人喜书，于医手中药，乃幸
甚矣！
今，有幸得阅如此系统完备书志靖中药药
性之书，由衷感到欣慰，乐为之序。

徐佳世

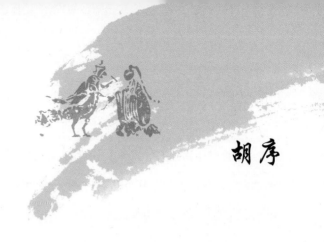

胡序

朋君汤义,余忘年之交。三十余年前,彼刚分配到安徽省中医院工作之时,因医药一体,相互为用,加之余对中药情有独钟,故诊暇之余常至彼处问道岐黄,切磋医药,咨访一些疑难之中药知识,觉其人品敦厚,学业翔实,工作时不辞艰辛,闲暇时手不释卷,三十余年如一日,既得领导之赏识,同事之赞许,更得医患之敬爱,诚难能可贵。近闻其有《中药望闻问切》之著,竟将中医望闻问切之四诊运用于中药之"诊断",这一新颖之提法,余闻之未闻,使我耳目一新,心存敬意。望闻问切,于医,始扁鹊也;于药,乃朋君也。带着好奇求学之心情细读一遍,发现其在三十余年之工作中,孜孜不倦的博采众长,求古融今,上下求索,能将中药之四气、五味、五色、主治、归经、炮制、用法、用量及中药产地,收获时令等等,通过观其形色,嗅其气味,品尝滋味及手切感觉之望闻问切四法,在先古之人中药理论的基础上,进行了精简明确的高度概括,可以说为中药之传统辨识理论的系统性、可行性作了一次升华。

《中药望闻问切》既是中药理论知识专著,更是时代迫切需求之产物。因中医药是植根于中华文化的传统医学、基于生命、健康和疾病认知体系;是传统的也是现代的,是民族的也是世界的,是科学也是文化。全面传承,努力弘扬是余等之职责,毋可懈怠。余滥竽医林五十余载,历经中医药之几度兴衰,在传承弘扬祖国医药学之当下,不可重医而轻药,诚如北宋杰出之科学家沈括在其《良方》自序中曾说:"医诚艺也,方诚善也,用之中节也,而药或非良,其奈何哉!"余尝沉思苦想如何能解决这一深广积弊,并呼吁同仁及学子,中药应与中医放在一个同等的位置,不可顾此失彼。适览朋君之佳作,可谓道同而相谋,志同而心一,余欣慰之至。彼能在艰辛繁杂工作之余,偷闲笔耕,发皇古义,融汇新知,将自己三十余年之实践经验,学习心得与中药之基础理论有机结合,再通过中医之望、闻、问、切之四诊四法对中药进行全面系统的辨识、论证、去伪、求真,为岐黄中药学之传承振兴、发扬光大作出了一定的功绩,诚有振聋发聩之力,余为之点赞,是为序。

国医名师

戊戌季冬于康平

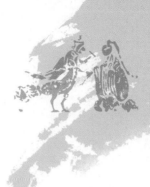
胡序

朋友汤义，余高安人。三十余年前，彼同乡介绍到高安县中医院工作时，因医者一体，相互为用，加之余对中医稍有独钟，故诊暇之余常至彼处郹道以黄，切磋医药，咨询一些疑难之中医知识，觉其人品敦厚，学业翔实，工作认真不辞辛苦，闲暇时不忘羍，三十年如一日。既经颜华义汉，同乡之挚谊，更待医者之热爱，诚难能可贵。

近闻汤义以中医的望闻问切为之著，意将中医望闻问切之四诊运用到中医之"诊断"，这一新颖之提法，余闻之，亦闻，倍感耳目一新，心甚欣喜。望闻问

初、予医、挹病鹤地；予者，乃朋高也。将其所学求之心得细读一遍，发现其在三十余年之工作中，孜孜以倦的博采众长未有丝毫，上下求索，致将中医之四气、五味、五运、六位、经制，同法，周复以药物之寒热相同所长时令等，在先古之人中医理论的基石上，通达观其形色、璪其气味、品尝滋味及切感觉之望闻问切四诊，进行了精当明确之高度概括，可以说为中医之传统辨证理论的系统性，可不怍作了一次升华。

"中医的望闻问切"既是中医理论知识之专著，更是时代进步所需要之产物，因中医原是植根于中华文化之传统医学，基

于生命、健康和疾病认知和体系；既是传统的也是现代的，是民族的也是世界的，是科学也是文化。今面临窘境，势必对我辈为成们的职责，难所懈怠。余尝习医林卅余载，为传布中医者之广展其业，在传承弘扬祖国医药学之奇才。不可置医而不习，诚如朱熹之引其学求识注拼在其所力有者中医药说。谁试之者，方试其之，用之中华也。而若试拼食，其奈何哉！余尝汉思考如何能研洸这一深广积辑，苦呻吟同侪之思索子，中医与中医诸存在一个同等如全望，不可厮此求破，进觉胡君之佳作，可谓通俗而相详，名副而实一，苦欣慰之至。此拍在非辛繁之工作之余，偷闲笔耕，发望吉义。

融汇新知，积自己三十余年从实践经验，学到心得与中医之基础理论有机相结合，有通过中医之望、闻、问、切之四诊对中医进行全面系统地辨识、论结、判悟、求真，而成为中医学之传承捃拢，发扬光大作出了一定的贡献，诚有拍举此棵之力，苦喜之送览，是乃序。

江西高安　高安省中医院　胡国钺

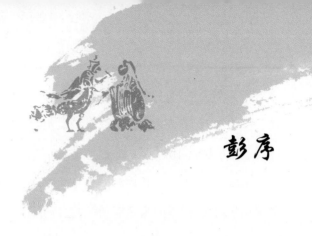

彭序

朋君汤义，朴而好学，传承拓新，三十余载，专事临床中药学调剂药事管理教学科研工作。自从业以来，勤耕不辍，广涉医家经典名著、精悟诸子百家箴言。其作为全国中药特色技术传承人之一，曾多次与余探讨"中医中药唇齿相依"之论；医药分家日甚，急需医药一体，应相互渗透，互根互用；尤于"医不识药，犹将不识兵；药不应医，犹兵不从将"，论之颇深。

己亥新春，朋君携新著《中药望闻问切》谒余，先言及"中医之望闻问切"四诊，后阐述"中药之望闻问切"四法，据经引传，其于中药药性及中药功效之感知方法，令余耳目一新，在识药知药方面之见地实属独到；其于经典理论融会贯通、经验总结拔新领异。中医诊病有望闻问切，中药亦应有简便实用、直观直触之方法，以满足中医药爱好者和广大学子之需求，适逢朋君所著《中药望闻问切》，真乃业界之幸事！今有幸睹《中药望闻问切》之详旨，其内容广涉《神农本草经》《黄帝内经》《新修本草》《本草纲目》等经典著作，其尊古崇圣之彰显，开拓创新之鲜明。四法之编述，层文严谨，条绪清分。四法之内容，笔酣墨饱，文辞简练。四法之应用，有理可据，有法可证。

汤义所创之《中药望闻问切》，注重实践与理论之结合，遵古而不泥古，创新更适传承。《中药望闻问切》重笔中药之来源、形状、颜色、气味、质地等性状特征及用药部位与中药之四气、五味、升降浮沉、归经、毒性等中药药性以及中药功效之关系。其理论通过望——观其形、色；闻——嗅其气味；问——入门乃须口尝；切——用手之感觉，运用中药之"望、闻、问、切"四法，调动身体之感官，感知中药，由识药到知药，寻求其中之规律，理明意赅，切于实用。

汤义其人，一直秉持"我非经世之才，愿做琐碎之事"之铭，始终践行"老而弥坚躬垄上，不遗余力传后学"之事，弘扬中医药乃汤义矢志不渝之所愿，余亦冀《中药望闻问切》能于往来之学有所裨益。

书既成，作者邀余作序。感医道之精微，悟药理之玄妙，体作者之仁心，顺传承拓新之大势，乐而为之序，并与之推介。

安徽中医药大学

二〇一九年三月二十七日

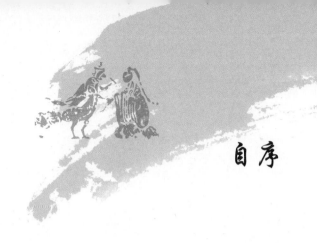

自序

　　本，生于一九六六年腊月廿二，一九八四年求学于安徽芜湖中医学校。三年一瞬，后就职于安徽中医学院第一附属医院（现今之安徽省中医院）。自从业以来，兢兢业业，任怨任劳，廉洁奉公，以身作则。一路走来，切知中药人从业之艰辛，虽屡遇坎坷，亦偶有动摇，盖因父辈之熏陶与教诲，同行之鼓励与支持，唯有坚持前行，方不负诸仁爱之人的爱人之心！然空有振兴中药之志，却未获行效得力之法，乃自考于北京中医药大学、师承学习中医药特色技术……历经全国近三十个省份，有鉴于中药之现状，汤义未敢怠慢，定程序、抓质量，强规培、促专业，一切以期迎来中医药之盛世，一切依赖于中药人至伟之信念及精神，年愈长，志愈坚，亦步亦趋，未敢落后。无奈岁月转瞬即逝，加之工作事务繁杂，于医于药，其路也长，余生却短，虽有诸多心得，惜憾未有整理汇集而成文付梓。

　　今逾天命，碌碌躬耕中药之垄上，业已三十余载。日浸其中，终不负苦心而略有小获，始有"中药望、闻、问、切"四法。中医"四诊"诊病，中药"四法"法药。"四法"之用，于中药形、色、气、味、质之感知，庶几可得中药药性及中药功效之一般规律。今之付梓，怯怯以期往来之学有所裨益！

安徽省中医院　汤义

乙亥年腊月二十二日

满江红

七一·抒怀

朋汤义

中华大地，五千年，上下求索。

几多人，挥斥八极，兴我医药。

三十余载躬垄上，望闻问切掌握何？

莫嗟矣，世事难帆顺，休蹉跎。

医与药，交往薄。奇明朝，无沟壑。

同展翅，飞越碍障星沫。

寿人济世姑孺称，何愁流言无处破。

待从头，传承中医药，共高歌！

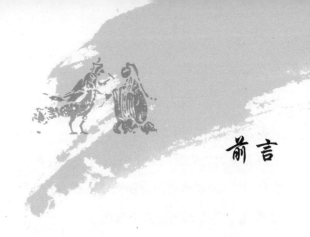

医不识药，犹将不识兵！药不应医，犹兵不从将！

近一个世纪以来，中医药院校虽然打造了许多高精尖的现代中医药人才，但由于分科太细，医不识药，药不应医，导致中医和中药缺乏真正的衔接统一；加之近百年来，重医轻药的思想，使中药的发展严重滞后，影响并制约着中医的发展。唇亡齿寒，最终的结果，中医将因中药的传承和创新不足而逐渐消亡。

理论来源于实践，中药的继承和创新，必须紧密结合中医药传统理论、前人的经验总结和现代的临床实践，融会贯通，才能使中药的理论体系不断完善和提高。笔者在三十余年的中医药理论研究与实践培训、中药科研、临床中药教学及药事管理等工作中，结合实践经验，总结提炼出"中药望闻问切"，现今整理付梓。撰写此书旨在提供一个全新的、高效的学习方法，供中医药从业人员推导中药药性及中药功效；旨在改变传统眼看、鼻闻、口尝、手摸等方法仅限于鉴别中药的真伪优劣；更在于对广大中医药爱好者中医药知识的普及教育。

本书分为上、下两篇，采用图文结合的形式，全面阐述中药望、闻、问、切。上篇侧重于阐述中医药相关理论知识，从《神农本草经》《黄帝内经》《新修本草》《本草纲目》《本草备要》等中药经典著作引用起，对自然界的分类、中药的分类、中药药用部位分类、中药的命名、中医望闻问切、中药药性及功效、中药传统性状鉴定等内容做了简要的论述，并初步阐述中药望闻问切产生的理论基础。下篇以图文结合的方式对"中药望、闻、问、切"四法之具体运用做了重点阐述，体现"四法"法药的"直观性、朴素性"等特点。所述内容重在运用

"望、闻、问、切"四法,调动身体的各个感官,眼看、鼻闻、口尝及手摸,从中药的来源、药用部位和中药的形状、颜色、气味、味道、质地等性状特征(传统认知只是作为鉴别的依据)感知中药,在感官所触及的范围内,直接获取中药的有关信息,按一般规律进行分析归纳,最终综合推断中药的四气、五味、升降浮沉、归经、毒性等中药药性及中药功效。

中医药理论的继承和创新是中医药永恒的主题,继承是创新的基础,创新是继承的目的,是中医药学继续发展的需求,是中医药新理论、新观点产生的源泉,正确而完善的中医药理论体系,对中医药的发展起着重要的指导作用。中医"四诊"诊人,中药"四法"法药。掌握"中药望闻问切",将中医"四诊"与中药"四法"合参,中医中药互根互用,真正做到医药并重,共同发展。

本书稿成,国医大师李济仁先生、徐经世先生、新安胡氏医学胡国俊先生、安徽中医药大学校长彭代银教授等业界前辈不吝赐序,在此表示衷心感谢!成稿期间,福建三明宋纬文老师、云南昆明付敏老师等同仁给予了诸多宝贵建议,在此表示感谢;刊印出版更得到了安徽省中医药管理局及安徽省中医院各级领导的大力支持;部分章节因内容需要,引用了署名或未署名的有关专家学者之文字论述或图片、数据等,在此一并表示感谢!

本书所列代表中药的性味、归经、功效等,以普通高等教育"十二五"国家级规划教材《中药学》相关内容为标准。由于资料整理时间仓促和个人水平有限,书中不妥或不足之处,望不吝指正!(邮箱 hfspty@yeah.net)

朋汤义

2019 年 12 月 22 日

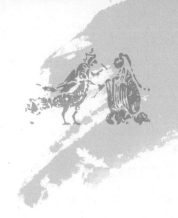

目录

上篇　总论

下篇　分论

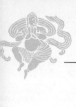

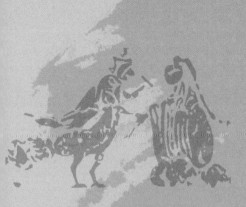

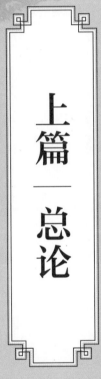

上篇 — 总论

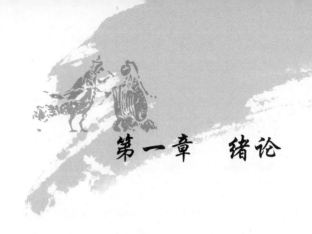

第一章　绪论

第一节　自然界的分类

　　自然界的概念极为复杂,广义的自然界包括人类社会在内的整个客观物质世界,此物质世界是以自然自在的方式存在和变化的。物质世界具有系统性、复杂性和多样性,它包括人类已知的和未知的物质世界。狭义的自然界指与人类社会相区别的物质世界,有关学科将自然界分为有生命的生物界和无生命的非生物界,然后又按等级法将各界分为门、纲、目、科、属、种共六个单位。自然资源浩如烟海,物种丰富,如目前已知的脊椎动物45 000多种,其中鸟类1 200多种,鱼类近4 000种;昆虫300余万种,已经确认的种类100余万种。为便于对纷繁复杂的事物进行认识、掌握和利用,人类根据事物的异同,将众多无绪的事和物进行系统的分类,以期在认识上达到事半功倍的效果。分类是人们认识和区分事物的一种常用方法,不同的学科根据不同的目的,均或多或少、或深或浅地采用了切合实际的分类方法,对本学科进行归纳、整理。日常生活中,我们一般习惯把自然界分为植物界、动物界、矿物界三大类。

一、植物界常用的等级分类

　　自然界的植物根据繁殖方式不同分为孢子植物和种子植物。

　　1. 孢子植物

　　孢子植物是不开花结果,靠孢子、配子或细胞分裂繁殖的植物的统称,又叫隐花植物,包括藻类、菌类、地衣类、苔藓类、蕨类。在孢子植物中,藻类、菌类、地衣类植物均为低等植物,苔藓类、蕨类植物为高等植物。

　　(1)藻类植物是多种不同种类以光合作用产生能量的植物。目前,人类已知的藻类植物有3万种左右,所有藻类植物都缺乏真正的根、茎、叶的组织构造,如海藻、昆布、蓝藻、褐藻等。

　　(2)菌类植物是个庞大的低等生物家族,现已知的菌类有10万多种。菌

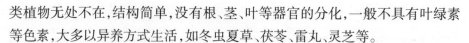

类植物无处不在,结构简单,没有根、茎、叶等器官的分化,一般不具有叶绿素等色素,大多以异养方式生活,如冬虫夏草、茯苓、雷丸、灵芝等。

(3)地衣类植物是藻类和真菌共生的一类特殊植物。地衣类植物因能生活在各种环境中,被称为"植物界的拓荒先锋",无根、茎、叶器官的分化,如松萝、石耳、石蕊、文字衣等。

(4)苔藓类植物是一种小型的绿色植物。苔藓类植物喜欢阴暗潮湿的环境,一般生长在裸露的石壁上,或潮湿的森林和沼泽地,结构简单,仅包含茎和叶两部分,如地钱、墙藓、葫芦藓、光萼苔等。

(5)蕨类植物是泥盆纪时期即开始低地生长的木生植物。蕨类植物至今仍是一种生命力极强的植物,具有真正的根、茎、叶器官的分化,如海金沙、狗脊、石韦、凤尾草等。

2. 种子植物

种子植物是裸子植物和被子植物的总称,又叫显花植物,均为高等植物。种子繁殖的优点是种子能耐受较恶劣的环境条件而较长时期保持活力,到环境条件适宜的时候再萌发生长,有利于植物物种在环境趋于恶化时的保存和繁衍。

(1)裸子植物是原始的种子植物,其发生发展历史悠久。最初的裸子植物出现在古生代,在中生代至新生代,它们是遍布各大陆的主要植物。现代的裸子植物有不少种类是从新生代第三纪出现的,又经过第四纪冰川时期保留下来,繁衍至今。裸子植物是地球上最早用种子进行有性繁殖的植物,如侧柏、银杏、松树、红豆杉等。

(2)被子植物是真正的显花植物、有花植物,它们拥有真正的花,这些美丽的花是它们繁殖后代的重要器官,也是它们区别于裸子植物及其他植物的显著特征。被子植物有 1 万多属,约 30 万种,占植物界的一半以上。被子植物形态各异,包括高大的乔木、矮小的灌木及大多数草本植物。被子植物根据种子的胚在发育过程中是一片子叶还是两片子叶又分为单子叶植物(如仙茅、薏苡、天南星、百合、薯蓣等)和双子叶植物(如大黄、芍药、牛膝、木瓜等)。

二、动物界常用的等级分类

动物分类学是一门古老的学科,是动物学中一个重要的分支。但由于动物种类繁多,人类对某些类群还缺乏深入的研究和了解,目前共分为 42 个门:原生动物门、菱形虫门、直泳虫门、多孔动物门、扁盘动物门、古杯动物门、腔肠动物门、栉水母动物门、扁形动物门、螠虫动物门、舌形动物门、微颚动物门、纽形动物门、颚胃动物门、线虫动物门、腹毛动物门、轮虫动物门、线形动物门、鳃曳动物门、动吻动物门、棘头虫动物门、铠甲动物门、内肛动物门、环节动物门、环口动物门、星虫动物门、软体动物门、软舌螺动物门、叶足动物门、缓步动物门、有爪动物门、节肢动物门、腕足动物门、外肛动物门、帚虫动物门、古虫动物门、棘皮动物门、须腕动物门、异涡动物门、毛颚动物门、半索动物门、脊索动物门。

我们常见的药用动物有七大门。

1. 多孔动物门

多孔动物门是在海洋中营固着生活的一类单体或群体动物,又称为海绵动物门,是最原始的一类后生动物,具有重要分类地位。身体由两层细胞构成体壁,体壁围绕中央腔,中央腔以出水口与外界相通。体壁上也有许多小孔或管道,并与外界或中央腔相通。目前已知海绵动物约 10 000 种,根据骨骼特点分为 3 个纲:钙质海绵纲、六放海绵纲和寻常海绵纲。

2. 腔肠动物门

腔肠动物门是比海绵动物门稍高等的后生动物,又称为刺胞动物门。通常可分水螅型和水母型两种形态,通常一体一形、一体两形或一体多形。除有性生殖外,大多为裂体和出芽的无性生殖(很多种类形成树枝形群体),有明显的世代交替现象。该门一般分为水螅虫纲、钵水母纲、珊瑚虫纲、栉水母纲四纲。少数种类可供食用,如海蜇、水母等;有的骨骼可供药用,如浮海石、鹅管石等。

3. 环节动物门

环节动物门是两侧对称、分节性身体的裂生体腔动物。人类已描述的约 17 000 种,体长从几毫米到 3 米不等。栖息于海洋、淡水或潮湿的土壤,是软底质生境中最占优势的潜居动物。环节动物可提高土壤肥力,有利于改良土壤;可促进固体废物还原;可供做饵料,增加动物蛋白质;可作为环境指示种;可用于医疗和入药,如水蛭、蚂蟥、参环毛蚓、通俗环毛蚓等。

4. 软体动物门

软体动物门是无脊椎动物中数量和种类都非常多的一个门类。已经发现的软体动物现代种类加上化石种类共 13 万余种,仅次于节肢动物而成为动物界中的第二大门类。软体动物适应力强,因而生活范围极广,陆地、淡水和咸水中都有大量成员,身体柔软,大多数具有贝壳,如无针乌贼、三角帆蚌、牡蛎、杂色鲍等。

5. 节肢动物门

节肢动物门是动物界最大的一门,全世界约有 110 万 ~120 万现存种,占整个现生物种数的 75%~80%。节肢动物生活环境极其广泛,无论海水、淡水、土壤、空中,都有它们的踪迹,有些种类还寄生在其他动物的体内或体外。水生种类的呼吸器官为鳃或书鳃,陆生的为气管或书肺或兼有。神经系统为链状神经系统,有各种感觉器官。多雌雄异体,生殖方式多样,一般卵生,如黑蚱、蜈蚣、土鳖虫、斑蝥等。

6. 棘皮动物门

棘皮动物门是一类后口动物,在无脊椎动物中进化地位很高。从浅海到数千米的深海都有广泛分布。现存种类 6 000 多种,但化石种类多达 20 000 多种,从早寒武纪出现到整个古生代都很繁盛,其中有 5 个纲已完全灭绝。它们在形态结构与发生上都有一些独特之处,与原口动物有很大不同。外观差别很大,有星状、球状、圆筒状和花状。大部分对水质污染很敏感,再生力一般很强。摄食方式为吞食性、滤食性和肉食性。沿海常见棘皮动物,如海星、海参、海胆、海蛇尾等。

7. 脊索动物门

脊索动物门是动物界最高等的一门,也是进化得最成功的一类。脊索动物的共同特征是在个体发育全过程或某一时期具有脊索、背神经管和鳃裂(即脊索动物门的三大特征)。脊索动物又根据脊索的位置不同分为尾索动物、头索动物和脊椎动物,如海马、乌梢蛇、蕲蛇、梅花鹿等。

三、矿物界常用的分类

根据 1983 年有关资料,已知的矿物种类约 3 000 种。目前矿物界遵循的分类体系级序如下:大类、类(亚类)、族(亚族)、种(亚种)。大类、类和亚类的划分基本上相同,都是依据矿物的化学成分和化合物类型来划分的,各自最显著的特点主要反映在族的划分上,而这些族的划分特点则与矿物学的发展有着密切的联系。现将主要几种分类简要介绍如下。

1. 根据化学成分的分类

这种分类是以大量矿物成分的化学分析资料为基础而做出的。1837 年出版的《系统矿物学》,为早期的矿物分类做出贡献,按照矿物的分类体系系统地阐述和研究各类矿物或特定的某类矿物的化学成分、晶体结构、结晶形态、物理性质和化学性质,以及矿物的成因和产状等方面的内容。由于化学成分是组成矿物的物质基础,并为各家采用作为大类和类的划分依据,因而这种分类有其重要的意义。

2. 根据晶体化学的分类

自 1912 年 X 射线应用于矿物的晶体结构研究以来,出现了大量的矿物晶体化学的分类。凡同一类(或亚类)中具有相同晶体结构类型的矿物即归为一个族。由于晶体化学有可能把矿物的化学成分与其内部结构联系起来,因此从阐明这二者与矿物的形态、物理性质等之间的关系而言,这种分类就显得十分合理。

3. 根据地球化学的分类

这种分类是以地球化学中元素共生组合的资料为基础而出现的。1968年,伊·柯斯托夫所著的《矿物学》即采用地球化学的分类。他将地球化学上性质类似的一组元素的类似化合物的矿物作为一个矿物族。由于地球化学在阐述某些矿物的共生组合规律和地球化学特征上有其独特之处,因而这种分类也有一定的意义。

4. 根据矿物成因的分类

这种分类是以矿物成因为基础而提出的。早在 1884 年,拉普派兰就试图建立矿物成因的分类体系。经过一个世纪的时间,在矿物成因方面积累了不少资料,1979 年,拉扎连科在其所著的《矿物成因分类尝试》中提出了矿物成因分类纲要。

第二节　中药的分类

中药是指以中医药理论为指导,有着独特的理论体系和应用形式,用于预防和治疗疾病并具有康复与保健作用的天然药物及其加工代用品,主要包括植物药、动物药、矿物药。目前中药约 12 000 种,绝大部分来源于自然界中的植物类,共 11 000 多种,约占中药总量的 87%,如当归、知母、桑寄生、桑白皮、槐花、女贞子、蒲公英、淫羊藿等;部分来源于动物类,此类只占约 10%,如珍珠母、蜈蚣、乌梢蛇、鹿茸等;小部分来源于矿物类,目前临床及中药工业常用的约 1 200 种,如代赭石、磁石、滑石、石膏等;部分为加工合成制品,如樟脑、冰片、青黛、人工牛黄等;还有一部分为外来药品,如西红花、胖大海、番泻叶、安息香等。五代时期著名的药学家韩保升就有精辟论断:"药有玉、石、草、木、虫、兽,而直言本草者,为诸药中草类最多也。"也即有"诸药以草为本"之说,故而历代的本草著作也多因此以本草而冠名,如《神农本草经》《新修本草》《证类本草》《本草纲目》《本草求真》……

中药品种繁多,来源复杂,为了便于检索、研究和应用,自古至今,医药学家都对中药进行有序的分类。

一、中药的分类简史

中药的分类,是根据中药性质及种属的异同将其分成不同的类别,从而达到掌握中药特性和更好地利用中药的一种方法。

早在《周礼·天官》就有"以五味、五谷、五药养其病"的记载,对于其中的"五药",汉代郑玄注云:"五药:草、木、虫、石、谷。"可见在汉代以前已有对中药进行分类的论述。在有关本草书籍中,分类的记载始见于《神农本草经》,书中根据药性、功效、毒性等特性,将365种中药分别归纳为上品、中品、下品三类,其中植物药252种、动物药67种、矿物药46种。此后,陶弘景在其所著的《本草经集注》中,在"五药:草、木、虫、石、谷"的基础上,进一步将中药分为玉石、草木、虫兽、果、菜、米食及有名无实等7类,全书七卷,载药730种,确立了中药按自然属性分类的方法。唐代《新修本草》以中药的自然属性玉石、草木、兽禽、虫鱼、果菜、米谷等分类,收载中药850种。明代李时珍于《本草纲目》中则将中药分为水、火、土、金石、草、谷、菜、果、木、器服、虫、鳞、介、禽、兽、人等16部,以部为纲,部下又分62类,李时珍用了近30年时间编成该书,载药1 892种,附图1 109幅,附方11 096首,阐释中药的产地、形态、采集、炮制、性味、主治、药用法则、方剂配伍等,该书集我国16世纪之前药学成就之大成。随后,《本草纲目》有韩、日、英、法、德等多种语言的全译本或节译本,被国外学者誉为"中国古代之百科全书"。随着中药理论体系的不断发展,中药的分类方法越来越多,分类系统越来越完善,分类的理论也越来越丰富。

随着现代科学技术的传入,中药新兴学科的建立,一些现代科学分类方法也被应用于中药的分类。诸如中药功效分类、药用部位分类、植物学分类、动物学分类、矿物学分类、中药化学成分分类等方法。近年出版的有关教材及专著,多根据学科性质的不同,而分别采用不同的现代科学分类方法。如《中药学》采用中药功效分类法;《中药鉴定学》采用药用部位分类法;《新华本草》《中华本草》等综合性本草著作,采用植物学分类法、动物学分类法;《中药化学》采用化学成分分类法。这些分类方法的运用,在一定程度上提高了中药的科学性和实用性。

二、中药的分类方法

中药分类的方法很多,目前比较常见的是按产生的年代,可分为传统分类方法和现代分类方法。

1. 传统分类方法

传统的分类方法包括 2 大类,即中药药性分类法和自然属性分类法。

（1）中药药性分类法:是根据中药的药性、功效等特性进行分类的一种分类方法。因为它有利于医家掌握中药性能,故为历代医家所习用。药性是中药有别于其他物质的最大特性,因此大多数本草书籍的分类,都少不了用它来对中药进行归纳总结。药性分类法,首创于《神农本草经》的三品分类法,以"上品……为君,主养命以应天,无毒,多服久服不伤人","中品……为臣,主养性以应人,无毒有毒","下品……为佐使,主治病以应地,多毒,不可久服"为其分类的理论依据。虽然此分类法比较简略,但对现今的临床工作仍有一定的指导意义。这也是多数按自然属性分类的本草书籍,仍保留了三品分类方法的主要原因。陶弘景《本草经集注》创立了按自然属性分类的方法,也仍然保存了三品分类的属性,并以之作为分类的依据;明代李时珍的《本草纲目》即使彻底打破了三品分类的方法,但仍在药名下对《神农本草经》和《名医别录》中药的三品属性做了注释。然而由于中药品种的日益增多和对中药认识的不断深化,这种分类方法的局限性便日渐暴露出来,单凭三品分类的方法已不能适应中医药的客观需要。

随着中医药日益发展,后世医药学家结合临床实践不断总结出更为切用的分类方法,如唐代陈藏器于《本草拾遗》中,首创了"十剂"分类法,根据功效将药物归纳为"宣、通、补、泄、轻、重、涩、滑、燥、湿"十类,其分类理论是:"宣可去壅,通可去滞,补可去弱,泄可去闭,轻可去实,重可去怯,涩可去脱,滑可去著,燥可去湿,湿可去枯",这对于临床药用具有很好的指导作用。金元时期的李东垣,将临床常用的 100 余种中药,根据升降浮沉的理论,分成五类。在署名为李东垣而实为后人所作的《药性赋》中,则按中药四性(寒、热、温、平)进行分类。明、清以来,医药学家们相继总结了很多临床实用的功效分类方法,如明代王纶在其所著的《本草集要》中,将中药按功效分列为治"气、寒、血、热、痰、湿、风、燥、疮、毒、妇人、小儿"12 门,每一门中又分若干小类,如治气门分"补气清气温凉药、行气散气降气药、温气快气辛热药、破气消积气药"4 类,这种分类比较具体而详细，无疑是一大进步。金元时期张元素将中药的功效结合脏腑受病的标本、寒热、虚实进行综合归类。李时珍结合自己长期的临床实践，在其《本草纲目》中亦总结了"脏腑虚实标本药用式"。清代黄宫绣的《本草求真》，对中药功效分类的贡献最大，他首先将中药分成"补剂、收涩、散剂、泻剂、血剂、杂剂、食物"7大类，而在每大类下又分若干细类，如补剂分为"温中、平补、补火、滋水、温肾"，血剂分为"温血、凉血、下血"，等等。李时珍、黄宫绣的分类法，不仅对于临床医师辨证论治、遣药组方具有很好的指导意义，而且对近代中药功效分类也有深远的影响，并发展成了现今中药学最常用的功效分类法。

清代以来，除上述分类法之外，还出现了按经络、脏腑乃至脉象等对中药进行分类的方法。以经络分类的，有姚澜的《本草分经》；以脏腑分类的，有凌奂的《本草害利》、江笔花的《笔花医镜》；按脉象分类的，有龙柏的《脉药联珠药性考》等。这些分类方法，虽以脏腑、经络为纲，但仍以药性为依据，故仍属药性分类法的范畴。这些方法，各有特点，由于它们与临床实践结合紧密，因而多为临床医家所采用。

（2）自然属性分类法：自然属性分类法是根据中药的自然属性对其进行分类的方法。

《周礼·天官》中的"五药"，虽然汉代郑玄注为"五药：草、木、虫、石、谷"，但没有具体中药的归属。因此按自然属性分类的方法，仍应视为陶弘景所首创，其在《本草经集注》中，将《神农本草经》《名医别录》730种中药分为玉石、草木、虫兽、果、菜、米食及有名无实7类，这种方法，虽然较为简略，但却成为后世修订本草分类的基础，如唐代的《新修本草》、宋代的《开宝本草》《嘉祐本草》《证类本草》等综合性本草，都是以《本草经集注》的分类方法为依据，加以扩充而成。

直至明代，李时珍对《本草经集注》做了全面的改革，提出了一套完整的分类理论。《本草纲目》采用"析族、区类、振纲、分目"的方法，以"各列为部，首以水火，次之以土，水火为万物之先，土为万物之母也。次之以草、谷、菜、果、木，从微至巨也。次之以服器，从草木也。次之以虫、鳞、介、禽、兽，终之以人，从贱至贵也"作为其分类的理论基础，将收载的 1 892 种中药，先按"析族振纲"，分为 16 部，然后"区类分目"，按中药的形态、习性、生长环境和经济用途等，再分为 60 类，如草部又分为山草、芳草、隰草、毒草、蔓草、水草、石草、苔类、杂草，木部又分为香木、乔木、灌木、寓木、苞木、杂木等。《本草纲目》建立

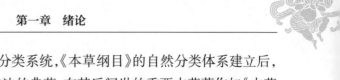

了当时最为先进、比较完整的分类系统,《本草纲目》的自然分类体系建立后,即成为传统中药自然属性分类法的典范,在其后问世的重要本草著作如《本草正义》《本草备要》《本草纲目拾遗》《本草从新》等,都基本上沿用它的自然属性分类方法。

2. 现代分类方法

现代分类方法主要有三种,即中药基原与自然属性结合的综合分类法、功效分类法、药用部位分类法。

(1)综合分类法:动植物类中药按中药基原的科属分类是现在常用的一种分类方法。采用按科属分类的方法,便于对中药的品种进行鉴定,也利于根据植物、动物的亲缘关系开发和研制新药。

矿物类中药则按阴阳离子的自然属性分类。

①按阳离子的种类进行分类:矿物类中药一般按阳离子的种类进行分类,因为阳离子通常对药效起着较重要的作用。如汞化合物:朱砂、轻粉等;铅化合物:密陀僧、铅丹等;铝化合物:白矾、赤石脂等;矽化合物:白石英、玛瑙等;钙化合物:石膏、寒水石等;铁化合物:自然铜、赭石等;铜化合物:胆矾、铜绿等;砷化合物:雄黄、信石等;镁化合物:滑石等;钠化合物:硼砂等;其他:炉甘石、硫黄等。

②按阴离子的种类进行分类:矿物在矿物学上的分类,通常以阴离子为依据。如2010年版《中国药典》就采用了此法,把朱砂、雄黄、自然铜等归为硫化合物类;石膏、芒硝、白矾归为硫酸盐类;磁石、赭石、信石归为氧化物类;炉甘石、鹅管石归为碳酸盐类;轻粉归为卤化物类。

(2)功效分类法:中药最终要应用于临床,为更好地使用中药,现代临床中药学即采用了中药功效分类法,这也是目前最常见的分类方法,具体的分类有:

解表药:凡以发散表邪为主要功效,常用以治疗表证的中药,称解表药,又称发表药。解表药主要用治恶寒发热、头身疼痛、无汗或有汗不畅、脉浮之外感表证。部分解表药尚可用于水肿、咳喘、麻疹、风疹、风湿痹痛、疮疡初起等兼有表证者。

清热药:凡以清解里热为主要功效,常用以治疗里热证的中药,称为清热药。清热药主要用治温热病高热烦渴,肺、胃、心、肝等肝脏实热证,湿热泻痢、湿热黄疸、温病发斑、痈疮肿毒及阴虚发热等里热证。

泻下药:凡可引起腹泻或润滑大肠,以泻下通便为主要功效,常用以治疗里实证的中药,称为泻下药。泻下药主要用治大便秘结、胃肠积滞、实热内结及水肿停饮等里实证,部分药还可用于疮痈肿毒及瘀血证。

祛风湿药:凡以祛风湿之邪为主要功效,常用以治疗风湿痹证的中药,称为祛风湿药。祛风湿药根据其药性和功效的不同,分为祛风寒湿药、祛风湿热药、祛风湿强筋骨药三类,分别用治风寒湿痹,风湿热痹,以及痹证日久、筋骨无力。

化湿药:凡气味芳香,性偏温燥,以化湿运脾为主要功效,常用以治疗湿浊内阻的中药,称为化湿药。化湿药主要用治脾为湿困、运化失常所致的脘腹痞满、呕吐泛酸、大便溏薄、食少体倦、口甘多涎、舌苔白腻等病症。此外,部分化湿药亦可用于湿温、暑湿证。

利水渗湿药:凡以通利水道、渗泄水湿为主要功效,常用以治疗水湿内停证的中药,称利水渗湿药。利水渗湿药主要用治水肿、小便不利、泄泻、痰饮、淋证、黄疸、湿疮、带下、湿温等水湿所致的各种病证。

温里药:凡以温里驱寒为主要功效,常用以治疗里寒证的中药,称温里药,又名祛寒药。温里药用治里寒证,尤以里实寒证为主。个别温里药尚能助阳、回阳,用于虚寒证、亡阳证等。

理气药:凡以疏理气机为主要功效,常用以治疗气机不畅之气滞、气逆的中药,称为理气药,又称行气药。其中行气力强者,又称为破气药。理气药主要用治脾胃气滞所致的脘腹胀痛、嗳气吞酸、恶心呕吐、腹泻或便秘等;肝气郁结所致的胁肋胀痛、抑郁不乐、疝气疼痛、乳房胀痛、月经不调等;肺气壅滞所致的胸闷胸痛、咳嗽气喘等病症。

消食药:凡以消化食积为主要功效,常用以治疗食积的中药,称为消食药。消食药主要用治宿食停留、饮食不消所致的脘腹胀满、嗳腐吞酸、恶心呕吐、不思饮食、大便失常等病症。

驱虫药:凡以驱除或杀灭人体内寄生虫为主要功效,常用以治疗虫证的中药,称为驱虫药。驱虫药主要用治不思饮食或多食善饥,嗜食异物,绕脐腹痛、时发时止、胃中嘈杂、呕吐清水、肛门瘙痒等;迁延日久,则见面色萎黄,肌肉消瘦,腹部膨大、青筋浮露,周身浮肿等。

止血药:凡以制止体内外出血为主要功效,常用以治疗各种出血证的中药,称止血药。止血药主要用治咯血、衄血、吐血、便血、崩漏、紫癜及外伤出血等体内外各种出血病症。

活血化瘀药:凡以通利血脉、促进血行、消散瘀血为主要功效,常用以治疗瘀血证的中药,称活血化瘀药,也称活血祛瘀药,简称活血药或化瘀药。本类中药通过活血化瘀作用而达到止痛、调经、疗伤、消癥、通痹、消痈、去瘀生新等作用,主要用治一切瘀血阻滞之证。

化痰止咳平喘药:凡以祛痰或消痰为主要功效,常用以治疗痰证的中药,称为化痰药;以制止或减轻咳嗽喘息为主要功效,常用以治疗咳嗽气喘的中药,称为止咳平喘药。根据药性、功能及临床应用的不同,止咳化痰平喘药分为温化寒痰药、清化热痰药、止咳平喘药三类。

安神药:凡以安定神志为主要功效,常用以治疗心神不宁病证的中药,称安神药。安神药主要用治心神不宁证之心悸、怔忡、失眠、多梦、健忘,亦可用治惊风、癫痫、癫狂等心神失常。部分安神药尚可用治肝阳上亢、肾虚气喘、疮疡肿毒、瘀血、自汗盗汗、肠燥便秘、痰多咳喘等病症。

平肝息风药:凡以平肝潜阳或息风止痉为主要功效,常用以治疗肝阳上亢或肝风内动病证的中药,称平肝息风药。平肝息风药主要用治肝阳上亢,头晕目眩,以及肝风内动,痉挛抽搐。部分平肝息风药还可以用治心神不宁、目赤肿痛、呕吐、呃逆、喘息、血热出血,以及风中经络之口眼㖞斜、风湿痹痛等病症。

开窍药:凡以开窍醒神为主要功效,常用以治疗闭证神昏的中药,称为开窍药。因具辛香走窜之性,又称芳香开窍药。开窍药主要用治温病热陷心包、痰浊蒙蔽清窍之神昏谵语,以及惊风、癫痫、中风等猝然昏厥、痉挛抽搐。部分开窍药兼治血瘀气滞、心腹疼痛、经闭癥瘕、目赤咽肿、痈疽疔疮等病症。

补虚药:凡以补虚扶弱,纠正人体气血阴阳的不足为主要功效,常用以治疗虚证的中药,称为补虚药,也称补益药或补养药。补虚药具有补虚扶弱功效,主要用治人体正气虚弱、精微物质亏耗引起的精神萎靡、体倦乏力、面色淡白或萎黄、心悸气短、脉象虚弱等病症。

收涩药:凡以收敛固涩为主要功效,常用以治疗各种滑脱证的中药,称为收涩药,又称固涩药。收涩药主要用治久病体虚、正气不固、脏腑功能衰退所致的自汗、盗汗、久咳虚喘、久泻久痢、遗精滑精、遗尿尿频、崩漏不止、带下不止等病症。

涌吐药:凡以促使呕吐为主要功效,常用以治疗中毒、宿食、痰涎等病证的中药,称为涌吐药,也称催吐药。涌吐药主要用治误食毒物,停留胃中,未被吸收;或宿食停滞不化,尚未入肠,胃脘胀痛;或痰涎壅盛,阻于胸膈或咽喉,呼吸急促;或痰浊上涌,蒙蔽清窍,癫痫发狂等病症。

攻毒杀虫止痒药:凡以攻毒疗疮、杀虫止痒为主要功效的中药,称为攻毒杀虫止痒药。攻毒杀虫止痒药主要用治外科、皮肤科、五官科病症,如痈肿疔毒、疥癣、湿疹湿疮、聤耳、梅毒、虫蛇咬伤等病症。

拔毒化腐生肌药:凡以拔毒化腐、生肌敛疮为主要功效的中药,称为拔毒化腐生肌药。拔毒化腐生肌药主要用治痈疽疮疡溃后脓出不畅,或溃后腐肉不去,新肉难生,伤口难以生肌愈合之证,以及癌肿、梅毒。部分拔毒化腐生肌药还可以用于湿疹瘙痒、咽喉肿痛、口舌生疮、目赤翳障等。

(3)药用部位分类法:详见本章第三节论述。

第三节　中药药用部位分类

中药的种类繁多,来源于植物、动物、矿物或其加工品。对于植物药与动物药来讲,它们有的是整个植物体或动物体,有的是植物体或动物体的一部分,人们常常根据药用部位的不同进行分类。中药药用部位是指动植物中药作为药材使用的部位,可以是植物的根及根茎、茎木、皮、叶、花、果实、种子、全草、树脂等,或动物的皮、骨、甲片、角等。例如,一株桑树有许多部位可以药用,包括桑白皮、桑枝、桑瘿、桑叶、桑椹子等,甚至还有许多附属的中药衍生品,如桑寄生、桑黄、桑耳等,甚至僵蚕、蚕沙、蝉蜕也与桑树有关;一株橘树有许多部位可以药用,有橘皮、橘红、橘白、橘络、橘核、橘叶等;一株莲有藕节、荷叶、荷花、荷梗、莲房、莲子、石莲子、莲子心、莲须等可以药用。在传统中药中,中药的复杂性不仅表现在中药的来源上,也表现在其药用部位的不同上,因而中药的名称变得错综复杂,临床功效应用方面有的也大相径庭。

一、根及根茎类中药

1. 根类中药

根类中药是以根或以根为主带有少部分根茎入药的一类中药。

根:如牛膝、银柴胡、葛根、黄芪等。

块根:如何首乌、太子参、天冬、麦冬等。

2. 根茎类中药

根茎类中药是以地下茎或地下茎带有少许根部入药的一类中药。

根茎:如白术、骨碎补、黄连、川芎等。

块茎:如延胡索、三棱、半夏、天麻等。

鳞茎:如川贝母、浙贝母、薤白、百合等。

根及根茎:如细辛、大黄、甘草、丹参等。

二、茎木类中药

1. 藤、茎类中药

藤、茎类中药是以藤本、木本植物及少数草本植物的茎枝入药为主的一类中药,如桑枝、鸡血藤、钩藤、锁阳等。

2. 木类中药

木类中药是以木本植物茎形成层以内部分入药为主的一类中药,如苏木、降香、沉香、檀香等。

三、皮类中药

皮类中药是以被子植物(其中主要是双子叶植物)和裸子植物的茎干、枝和根的形成层以外部分入药为主的一类中药,如杜仲、肉桂、桑白皮、牡丹皮等。

四、叶类中药

叶类中药是以完整且已长成的干燥叶入药为主的一类中药(也有只用嫩叶的),如大青叶、枸骨叶、侧柏叶、石楠叶等。

五、花类中药

花类中药是以完整的花、花序或花的某一部分入药为主的一类中药,如西红花、菊花、辛夷、玫瑰花等。

六、果实类中药

果实类中药是以完全成熟或近成熟的果实入药的一类中药,多数采用完整的果实,如木瓜、覆盆子等;有的采用果实的一部分,如陈皮、山茱萸等。

七、种子类中药

种子类中药是以成熟种子入药的一类中药,如柏子仁、菟丝子、郁李仁、决明子等。

八、全草类中药

全草类中药是以植物的全体或地上部分入药的一类中药,如紫花地丁、伸筋草、薄荷、蒲公英等。

九、藻、菌、地衣类中药

1. 藻类中药

藻类中药是植物界中一群最原始的低等类群,如海藻、昆布、绿藻(石莼)、红藻(海人草)等。

2. 菌类中药

菌类中药是有细胞核、细胞壁的典型异养植物,如灵芝、茯苓、猪苓、雷丸等。

3. 地衣类中药

地衣类中药是由藻类和真菌高度结合的一类共生复合体,如松萝、石蕊、石耳、木耳等。

十、树脂类中药

树脂类中药是从植物体内得到的正常代谢产物或割伤后的分泌产物,如苏合香、乳香、没药、血竭等。

十一、其他类中药

1. 以植物体的某一部分或间接使用植物的某些制品为原料,经过不同加工处理所得的产物,如芦荟、樟脑、冰片、青黛等。

2. 蕨类植物的成熟孢子,如海金沙等。

3. 植物器官因昆虫的寄生而形成的虫瘿,如五倍子、没食子等。

4. 植物体分泌或渗出的非树脂类混合物,如天竺黄等。

十二、动物类中药

动物类中药是以动物的整体或动物体的某一部分、动物体的生理或病理产物、动物体的加工品等入药的一类中药,如水蛭、蝎、土鳖虫、桑螵蛸等。

十三、矿物类中药

矿物类中药一般不做药用部位分类。

第四节 中药的命名

中药的产生源远流长,距今已有数千年的历史。远古时期,先民们在采摘野果、采集种子和挖取植物根茎的过程中,开始对这些植物的药性有了初步的认识,一些中药在文字记载之前就可能已经在先民中广为流传和使用。《神农本草经》收录中药名词(包括动物、植物、矿物)多达365种,到了明代,李时珍的《本草纲目》所记载的中药达1 892种,这些中药一方面反映了我国历史、文化、自然资源等方面的特点,另一方面也是我国古代人民同疾病做斗争的经验总结,是中华民族灿烂文化的重要组成部分。

《荀子·正名》云:"名无固宜,约之以命,约定俗成谓之宜,异于约则谓之不宜。名无固实,约之以命实,约定俗成,谓之实名。"中药称谓虽属神奇,但考究其名的来历,都有历史性、科学性和艺术性。中药命名,有的以药用部位而命名,有的中药采收时间和生境而命名,有的以产地而命名,有的以人名而命名,有的以形态而命名,有的以颜色而命名,有的以气和味而命名,有的以特性功效而命名,有的以民间传说故事而命名,还有的以外来地域、避俗雅化等而命名。

一、以药用部位命名

以药用部位命名的中药最为广泛,大多数中药以其药用部位作为命名的依据。如葛根、芦根、山豆根、板蓝根、白茅根、麻黄根等,都是以根或根茎入药;以茎枝入药的有桑枝、桂枝、紫苏梗等;以藤茎入药的有石楠藤、青风藤、海风藤、络石藤、鸡血藤等;而枇杷叶、桑叶、侧柏叶、淡竹叶、艾叶、荷叶、紫苏叶等,则都是以叶入药的;以花入药的有芫花、金银花、菊花、厚朴花、月季花等;以种子、种仁入药的则有车前子、芥子、紫苏子、青葙子、蛇床子、菟丝子、葶苈子、桃仁、杏仁、火麻仁等;以果皮、种皮、茎皮及根皮入药的有大腹皮、陈皮、秦皮、苦楝皮、地骨皮、桑白皮、白鲜皮、五加皮等;以全草入药的有仙鹤草、车前草、老鹳草、金钱草、墨旱莲等。动物药中有以器官、组织入药的,如鸡内金、鹿茸、熊胆汁、黄狗肾等;以虫类动物全体入药的有九香虫、地鳖虫、虻虫、僵虫、全虫等；其他如阳起石、花蕊石、浮海石、寒水石、滑石、磁石、代赭石、炉甘石等，则都是以矿石入药而得名的。

二、以中药采收时间和生境命名

如迎春花，因早春开花，故得其名。半夏，农历五月间成熟，恰巧夏季过了一半，故得其名。夏天无，由于它的地上部分一到初夏季节就枯萎而难觅其踪，故得名。夏枯草，每到夏至即枯黄萎谢而得名。忍冬藤，因经冬不凋而得名。冬虫夏草，因其冬为虫、夏为草，虫体与菌座相连而得名。冬青子，因冬季采摘其成熟果实而得名。万年青，因四季长青而得名。又如水苏、水蛭、水浮萍均生于水；海藻、海马、海螵蛸皆产于海；石韦、石斛、石菖蒲都长于石；地龙、地榆、地肤子均生于地，这些中药名都具有生长环境的标记。

三、以产地命名

早在东汉时期，《神农本草经》就记载药有"土地所出，真伪新陈……"唐代孙思邈于《千金翼方》中亦指出"用药必依土地"，均强调了区分药材的产地、讲究道地的重要性，故常在药名前标识产地。如高良姜，陶弘景云："此姜始出高良郡，故得此名。"明代李时珍进一步考证："按高良即今高州也，汉为高凉县……则高良当作高凉也。"再如代赭石，陶弘景于《名医别录》中云："出代郡者，名代赭。"李时珍亦云："赭，赤石也。代，即雁门也。"其他如巴豆生巴郡川谷；阿胶出山东东阿；党参出山西上党；信石出于信州；象贝产于浙江象山；苏合香产于古苏合国；常用中药川芎、川乌、川贝母等，皆因产于四川而得名；广藿香、广陈皮皆产于广东地区；建曲、建泽泻产于福建；云茯苓、云木香产于云南；关防风、关黄柏产于东北地区……这些中药名都具有鲜明的产地标记。

四、以人名命名

如活血通经药刘寄奴，"相传南朝宋高祖刘裕，小字寄奴，早年微贱时于山中砍伐荻草，遇一大蛇而射之，蛇遁去。明日往寻之，闻榛树林中有杵臼声，见青衣童子数人在捣草药，且云其主被刘寄奴射伤，捣药为之敷伤。刘上前叱散之，收取草药而返。后遇金疮敷之即愈。后人因称此草为刘寄奴。"事见《南史·宋武帝本纪》，明代李时珍于《本草纲目》卷十五"刘寄奴草"亦收录。又如驱虫药使君子，相传北宋年间，潘州郎中郭使君，精通医道，乐于救助穷苦百

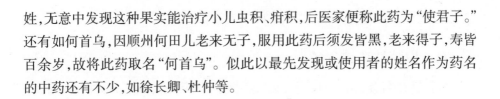

姓,无意中发现这种果实能治疗小儿虫积、疳积,后医家便称此药为"使君子。"还有如何首乌,因顺州何田儿老来无子,服用此药后须发皆黑,老来得子,寿皆百余岁,故将此药取名"何首乌"。似此以最先发现或使用者的姓名作为药名的中药还有不少,如徐长卿、杜仲等。

五、以形态命名

如牛膝,陶弘景于《本草经集注》中云:"其茎有节,似牛膝,故以为名也。"又如贯众,李时珍于《本草纲目》中云:"此草茎叶如凤尾,其根一本,而众贯之,故草名凤尾,根名贯众。"又如狗脊,《新修本草》云:"根长多歧,状如狗脊。"因其根皮上有一层金黄色柔毛,故又称金毛狗脊。白头翁则以其"近根处有白茸,状似白头老翁"而得名;人参,入药用其根,其形状如人形,故名;佛手,其形状似人手有指,故称佛手;猪苓,其菌核黑如猪屎,故有其名;马兜铃状如马项之铃、马齿苋之叶状如马齿、狗脊状如狗之脊骨、半边莲开花只有半边且似莲花状,故有上述诸名。

六、以颜色命名

中药各自具有天然的颜色,因此,中药的颜色就成为药名的来源。如漏芦,李时珍于《本草纲目》中云:"屋之西北黑处谓之漏,凡物黑色谓之卢。此草秋后即黑,异于众草,故有漏卢之称。"如青色的有大青叶、青蒿、青黛、青果、青礞石等;红色的有红花、赤芍、丹参、红枣等;黄色的有黄柏、黄连、黄芩、蒲黄等;白色的有白芷、白术、白薇、白及、白茯苓等;黑色的有黑豆、黑丑、黑芝麻等;紫色的有紫草、紫花地丁等。

七、以气或味命名

按气命名者,如木香,原名蜜香,李时珍于《本草纲目》中云:"因其香气如蜜也。"而臭梧桐、鱼腥草则因其特殊之气而得名。麝香、沉香、茴香、藿香及降香均以香气而得名。

据味命名者,有酸味的酸枣仁,苦味的苦参,甜味的甘草,辣味的细辛,咸味的咸秋石等,皆以味而得名。又如五味子,《新修本草》云:"皮肉甘酸,核中辛苦,都有咸味,此则五味具也。"

据气、味命名者,如豨莶,李时珍于《本草纲目》中云:"楚人呼猪为豨,呼草气味辛毒为莶。此草气臭如猪而味莶螫,故谓之豨莶。"又如中药"金牛胆",形似牛胆,色金黄,味甚苦,兼以形、色、味三者而得名。

八、以特性功效命名

按特性命名者,如凤仙花子,又名急性子,因其结荚成熟后,稍加触碰,即果荚迸裂,褐色细子蹦出,状似急不可耐,故而得名。又如羊踯躅,是有毒的麻醉止痛药,陶弘景于《本草经集注》中释云:"羊误食其叶,踯躅而死。"

按功效命名者,如骨碎补,陈藏器于《本草拾遗》中云:"骨碎补本名猴姜,开元皇帝以其主伤折,补骨碎,故命此名。"如益母草,张秉成于《本草便读》中云:"益母草消疗化水,是其所长。以产妇必有瘀浊停留,此物能消之化之,邪去则母受益,故有益母之名。"再如寻骨风祛风邪,伸筋草舒筋络,决明子明眼目,合欢安神志,防风御风寒,皆以功效得名。

按特性、功效命名者,莫如王不留行。此药通经下乳之力特强,李时珍释云:"性走而不住,虽王命不能留其行,故名。"但王不留行还有敛、守之性,《神农本草经》中云其有"止心烦、鼻衄"之功,陶弘景于《名医别录》称其有"主金创、止血"之效。可见其兼有活血、止血的双向性功效。故卢之颐于《本草乘雅半偈》中云:"命名之义亦奇,吾身有王,所以主吾身之气血及主气血之留行者。气血之留,王不留,则留者行矣;气血之行,王不行,则行者留矣。顾血出不止与难产无乳者,两可用此,其义自见。"如此,药名涵义当为"王不留""王不行",分别针对经闭、乳少、难产与鼻衄、金创出血,则药之双向"主治功力,其可迎刃而解"。此说较为确切地诠释了寓于药名中的特性及双向治疗作用,反映了古人对中药认识的进步。

九、以民间传说故事命名

中国古代流传着大量与医药有关的神话故事、民间传说,这些故事、传说作为中国传统民俗文化的一部分,经文人学者加工后,以书面形式载录于史书、笔记、稗传,医药学家又将其采入医药著作,使之成为公认的药名来源。如收涩止血药禹余粮,相传与大禹有关。明代李时珍于《本草纲目》卷十引宋代陈承《本草别说》云:"禹余粮,会稽山中出者甚多。彼人云:'昔大禹会稽于此,余粮者,本为此耳。'"又引《博物志》云:"世传禹治水,弃其所余食于江中而为药。"又如蛇衔,《本草纲目》卷十六引刘敬叔于《异苑》:"有田父见一蛇被伤,一蛇衔一草着疮上。经日,伤蛇乃去。田父因取草治蛇疮皆验,遂名云蛇衔草也。"姑且不论故事或传说的真实与虚妄,我们可以从中看到民俗文化对中药命名的影响和作用。

十、以外来地域命名

不少传入中国的外域中药,往往冠以外域的标记。从其"胡""海""番""洋"等特别标记中,可以了解外域中药传入的时代及方域。冠以"胡"字的中药,多为两汉、西晋时由西北丝绸之路传入,如胡豆、胡麻(即今之芝麻)、胡瓜(即今之黄瓜)、胡荽等。冠以"海"字(除指明产于海洋外)的中药,多为南北朝后由海路引进,如海枣、海风藤、海桐皮等。冠以"番"字的中药,多为南宋至元明时由"番舶"(外国来华贸易的商船)自南域引入,如番茄、番薯、番椒、番木鳖、番泻叶等;有时或冠以"舶"字,如舶硫黄、舶乳香等。冠以"洋"字的中药,多为清代从海外引入,如洋参、洋姜、洋葱、洋芋等。更有一些中药直接冠以国名,如石榴,是安石榴的省称。西晋张华于《博物志》中云:"张骞使西域,得安石国榴以归,故名安石榴。"安石,是古波斯的属国,又作"安息",常用的芳香开窍药安息香,亦从彼国传来。再如活血良药西红花,原名番红花,番同"蕃",音"bō",乃产自西番,过吐蕃而入内地。《本草纲目》卷十五"番红花":"出西番回回地面及天方国,即彼地红蓝花也。"西番即吐蕃,是公元7~9世纪建立于青藏高原的藏族政权,其崩溃后,宋、元、明初史籍仍称青藏高原的部落为吐蕃或西番。其他如波斯白石蜜、倭硫黄、高丽参、花旗参等,皆标有外来的印记。

十一、以避俗雅化命名

古代讳饰文化对中药命名亦有一定的影响,不少中药因避俗语秽词而雅化其名。中药多为天然物品,取材范围甚广,一些日常废秽之物亦常取之入药。唐代韩愈于《进学解》一文中曾云:"牛溲马勃,败鼓之皮,俱收并蓄,待用无遗者,医师之良也。"然而此类药名若以书面形式载入书中未免有俗、秽之嫌,故古代医家每每隐去俗称,雅化其名。如鸽粪,因其粪便皆向左盘曲,而称作左盘龙;人乳,因道经称久服可以成仙,故名为仙人酒、蟠桃酒;人粪,经加工后是救治温病高热神昏的要药,便据其色、依其形,而美其名曰金汁。其他如灶心土称伏龙肝,鼯鼠粪便唤五灵脂,鸡蛋膜谓凤凰衣,人尿云轮回酒、还元汤等,还有人中黄、人中白皆属此类。

另外,有些中药的别名也很耐人寻味。甘草有调和诸药的功效,尤似和事的国老,故又称"国老";大黄泻下作用猛烈,功大力专,好似勇猛无敌的将军,故也称"将军。"

　　中药之名简,而其意赅,不仅与中药之形、色、气、味、质相关,更与古人所处的地域及当时的政治经济环境、民俗、中医药时代地位等因素密不可分,无不体现了中医药理论朴素唯物的哲学思想。

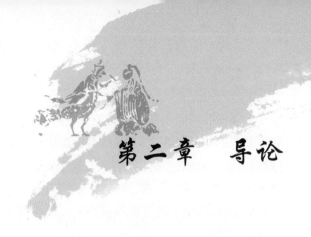

第二章 导论

第一节 中医望闻问切

中医药是我国劳动人民长期生活和医疗实践活动经验积累的结果。中医在长期的医疗实践中,总结出了望、闻、问、切四种诊断疾病的方法,即四诊,它概括了中医诊断理论的精髓。

春秋战国时期的名医扁鹊创造性地提出了望、闻、问、切四种诊断疾病的方法,一直被后世中医所沿用。中医望闻问切四诊之法最早见于《难经》第六十一难,是指根据中医学理论体系,运用一定的方法来收集信息,加以分析判断,从而对疾病进行辨证、诊断的一种方法。物质世界的统一性和普遍联系,就是中医四诊原理的理论基础,其基本原理是建立在整体观念和恒动观念的基础上的,是阴阳五行、藏象经络、病因病机等基础理论的具体运用。中医四诊具有直观性、朴素性的特点,医师在感官所及的范围内,直接地获取信息,即刻分析整合,及时做出诊疗判断。

一、望诊

望诊是医师运用视觉,对人体全身和局部的一切可见征象及排出物等进行有目的地观察,以了解健康或疾病状态。望诊的内容主要包括:观察人的神、色、形、态、舌象、络脉、皮肤、五官九窍等情况,以及排泄物、分泌物的形、色、质、量等,现临床上将望诊分为整体望诊、局部望诊、望舌、望排出物、望小儿指纹等方面。

1. 望精神

精、气、神是人类意识活动和人体生命活动的外在表现。通过神志状况、面目表情、语言气息等方面,观察患者的精神状况,如意识是否清楚、反应是否灵敏、动作是否协调等,用以判断机体气血阴阳的盛衰和疾病的轻重。

2. 望气色

人体皮肤的颜色光泽是脏腑气血的外荣。颜色的变化可反映不同脏腑的病证和疾病的不同性质;光泽的变化即肤色的荣润或枯槁,可反映脏腑精气的盛衰。"十二经脉,三百六十五络,其血气皆上注于面",面部气血充盛,且皮肤薄嫩,色泽变化易于显露,故望气色主要指望面部的色泽。通过观察面部色泽的变化,可以帮助了解气血的盛衰和疾病的发展变化。

3. 望形态

外形与五脏相应,一般地说,五脏强壮,则各脏器功能发挥正常,气血冲和,滋养机体官窍,则外形也强壮;五脏衰弱,其生理功能减退,不能濡养机体内外,则形体也相应衰弱。

4. 望舌象

舌诊是中医诊断疾病的重要方法。舌通过经络与五脏相连,因此人体脏腑、气血、津液的虚实,疾病的深浅轻重变化,都能客观地反映于舌象。其中,舌质的变化主要反映脏腑的虚实和气血的盛衰,舌苔的变化主要用来判断感受外邪的性质、深浅、轻重,以及胃气的盛衰。

5. 望小儿指纹

指纹是指浮露于食指桡侧可见的脉络(即食指掌侧的浅静脉),是由手太阴肺经分支而来,望指纹主要是观察其色泽与形态的变化,望小儿指纹与诊寸口脉具有近似的临床意义,适用于 3 岁以下的幼儿。

6. 望排出物

排出物包括痰涎、呕吐物、涕、泪、汗、脓液、二便、经带等。观察患者排出物的形、色、质、量的变化,为辨证分析提供必要的参考资料。

二、闻诊

闻诊是医师通过听觉和嗅觉了解患者的声音和气味两方面的变化。闻声音即了解患者的语言(语声)、呼吸、咳嗽等声音的变化;嗅气味即了解患者的分泌物、排泄物的气味变化,以协助辨别疾病的虚、实、寒、热。

三、问诊

问诊是医师通过询问、对话交流,了解患者过去病史、起病原因、发病和治疗经过,以及现在自觉症状、饮食喜恶等情况,结合其他三诊全面分析做出判断。问诊作为中医诊法中重要的名词术语之一,经历代发展演变,其名称逐渐统一，其内涵不断丰富。早期的问诊内容非常丰富，其内容最早见于《素问·征四失论》等篇。《素问·征四失论》："诊病不问其始，忧患饮食之失节，起居之过度，或伤于毒，不先言此，卒持寸口，何病能中？"《素问·三部九候论》："必审问其所始病，与今之所方病，而后各切循其脉。"《素问·疏五过论》："凡欲诊病者，必问饮食居处。"《黄帝内经》中的问诊内容，无论从理论、临床实用性等方面都非常丰富，主要包括患者的言行举止、年龄个性、社会地位、生活条件及饮食习惯、情志等方面的因素，以及发病原因、疾病发展过程等。《难经》则将望、闻、问、切四种诊法并列。明代张景岳于《景岳全书·十问》中，较全面地归纳总结了问诊的内容、顺序及其辨证意义。清代林之翰于《四诊抉微》中始将问诊列为专篇。

通过对患者或其家属、亲友进行有目的的询问病情，可以对分辨疾病的阴阳、表里、寒热、虚实提供重要的依据。有关疾病的很多情况，如患者的自觉症状、起病过程、治疗经过、生活起居、平素体质及既往病史、家族病史等，只有通过问诊才能了解，所以问诊是中医诊法的重要一环。自觉症状主要靠问诊，且问诊有助于他觉症状的发现。问诊首先要抓住主诉，即患者就诊时自觉最痛苦的一个或几个主要症状及持续时间，再围绕主诉的症状深入询问现病史，需根据中医的基本理论，从整体出发，按辨证要求，搜集资料，为最后的诊断提供依据。

四、切诊

切诊包括脉诊和按诊，是医师运用手和指端的感觉，对患者体表某些部位进行触摸按压的检查方法。

脉诊是医师以手指切按患者桡动脉以了解病情的内在变化，也称切脉或诊脉。脉为血府，贯通周身，五脏六腑的气血都要通过血脉周流全身，当机体受到内外因素刺激时，必然影响到气血的运行，随之脉象发生变化，医师可以通过了解脉位的深浅，搏动的快慢、强弱（有力无力）、节律（齐否），脉的形态（大小）及血流的流利度（滑涩）等测知脏腑、气血的盛衰和邪正消长的情况，以及疾病的表里、虚实、寒热。如：病变在肌表时呈现浮脉；病变在脏腑时，呈现沉脉；阴证病候时阳气不足，血行缓慢，呈现迟脉；阳证病候时血流加速，呈现数脉等。脉诊是中医辨证的一个重要依据，前人在长期的实践中积累了丰富的经验，是中医独特的诊法。

按诊是医师用手直接触摸或按压患者某些部位，以了解局部冷热、润燥、软硬、压痛、肿块或其他异常变化,从而推断疾病部位、性质和病情轻重等情况的诊断方法。按诊不仅可以进一步确定望诊之所见,补充望诊之不足,而且可为问诊提示重点,特别是对脘腹部疾病的诊断有着更为重要的作用,例如肠痛、癥瘕(肿瘤、肥气、肝积、肠覃、石瘕之类)等,通过按诊可以进一步探明疾病的部位、性质和程度,使其表现客观化。按诊的运用,早在《黄帝内经》中就有记载,汉代张仲景于《伤寒杂病论》中对按诊的论述更多,尤其是胸腹部的按诊,已成为诊断和治疗疾病的重要依据。清代以后,按诊在一些医书中还列有专门篇章论述,拓宽了应用范围。近代学者对中医腹诊及腧穴诊断做了较为深入的研究,不仅在方法上有些与西医的触诊和叩诊相通,而且在疾病的诊断意义和原理上也进行了深入的探讨。

第二节　中药药性及功效

中医中药是不可分割的一个整体,中药是在中医理论的指导下,在实践中逐步形成的,在临床应用上,亦有着独特的理论体系和应用形式。它不是用化学成分做指导,也不是仅用定性、定量来说明疗效,而是以中药的四气、五味、升降浮沉、归经、毒性等药性理论为指导,以中药功效为基础,和合七情,用君、臣、佐、使等方法组方配伍,以求达到最佳的治疗效果。

一、中药药性

中药药性是中药作用的基本性质和特征,是根据机体用药反应,通过逻辑推理,对中药作用的概括,是中药作用于机体的反应。中药治病的基本作用不外乎祛除病邪、消除病因和恢复脏腑功能的协调、纠正阴阳偏胜偏衰的病理现象,使机体在最大程度上恢复到正常平衡状态。中药之所以能够针对病情,发挥上述治疗作用,是因为每种中药具有其特性和作用,前人也称之为中药的偏性,即以中药的偏性纠正人体阴阳的偏盛或偏衰。金元时期李东垣于《脾胃论·君臣佐使法》中提出"凡药之所用,皆以气味为主;主对治疗,由是而出"。由此可见,四气五味在中药临床应用中有着举足轻重的作用。《素问·至真要大论》中云:"寒者热之,热者寒之",《神农本草经·序录》中云:"疗寒以热药,疗热以寒药",均指出中药四气与所治疗疾病的性质是相对的。如能缓解或治疗高热烦渴、大汗淋漓等热性症状的中药,便可认为是寒性或凉性;如能够减轻或消除四肢厥冷、脘腹冷痛等寒性症状的中药,便可认为是热性或温性。

中药性能的认识和论定,是前人以中医阴阳五行学说为依据,脏腑、经络、治法、治则等中医理论为指导,在长期实践中不断深化、逐步形成的,随之概括和总结出来的中药基本理论,是整个中医药理论体系中一个重要的组成部分。把中药治病的多种多样的性质和作用加以概括,主要有四气、五味、归经、升降沉浮及有毒、无毒等方面,统称为中药的性能。

1. 中药的四气

"四气"原指四季气候的特点,《辞源》解释为"四时阴阳变化,温热寒凉之气"。中药的四气指中药的寒、热、温、凉,或称为"气",或称为"性",古今兼而有之,同时并存,都是指中药固有的属性,是依据中药的作用和疗效做出的归纳。四气最早记载于《神农本草经·序录》,指中药"有寒、热、温、凉四气"。但宋代寇宗奭认为"凡称气者,即是香、臭之气,其寒、热、温、凉则是药之性……《神农本草经·序录》中'气'字,恐后人误书,当改为'性'字,于义方允",提出将"气"改为"性",故"四气"又称"四性"。明代李时珍则认为"寇氏言寒、热、温、凉是性,香、臭、腥、臊是气,其说与《礼记》文合。但自于《素问》以来,只言气味,卒难改易,姑从旧尔",主张仍以"气"相称为宜。故而后世惯以四气又称四性,即指中药具有寒、热、温、凉四种不同的药性,它是反映中药作用性质的重要概念之一。依据《黄帝内经》"寒者热之,热者寒之"的治疗原则,利用药性之偏,调整人体阴阳之偏,从而达到"阴平阳秘",恢复生理平衡,使疾病痊愈。能够减轻或消除热证的中药,一般属于寒性或凉性,如石膏、板蓝根;能够减轻或消除寒证的中药,一般属于热性或温性,如附子、干姜。此外,还有一些中药的药性较为平和,称为"平"性。但平性药仍略有偏性,故虽有平性之名而不能独成一气,所以一般仍以四气来概括药性。在四气中,温热与寒凉属于相反的性质,其中温与热、寒与凉在本质上相同,只是程度上存在差异。

目前,四气主要有两种学说:其一为禀受于天说。明代李中梓云:"四时者,春温、夏热、秋凉、冬寒而已。故药性之温者,于时为春,所以生万物者也;药性之热者,于时为夏,所以长万物者也;药性之凉者,于时为秋,所以肃万物者也;药性之寒者,于时为冬,所以杀万物者也。"其后,明代缪仲醇对此作了进一步的阐发,"凡言微寒者,禀春之气以生;言大热者,感长夏之气以生;言平者,感秋之气以生,平即凉也;言大寒者,感冬之气以生。此物之气,得乎天者也",认为中药的四气禀受于天,是由四时季节气候的差异而引起的。其二为入腹知性说。清代徐大椿云:"入腹则知其性。"《黄帝内经》中云:"所谓寒热温凉,反从其病也。"药性寒温的确定,是根据中药作用于人体所产生的不同反应和所获得的不同疗效而概括出来的,它与所治疗疾病的性质是相对的。凡能减轻或消除阳热病证的中药,其药性为寒凉;凡能减轻或消除阴寒病证的中药,其药性为温热。同理,温热性质的中药,主要用于寒性病证;寒凉性质的中药,主要用于热性病证。"入腹知性说"以中医理论为指导,以临床实践为基础,以机体用药后的反应为依据,来确定中药的寒温性质,具有较强的可行性、实用性和可操作性。

以上二说,从不同层面揭示了四气的不同内涵。禀受于天说揭示了中药的自然之气,入腹知性说揭示了中药的性能之气,两者均是中药四气理论产生和发展的基石。

现代研究针对中医临床寒热病证的表现与机体各系统功能活动变化的关系,基于不同寒热药性中药的治疗效果,发现病证的寒热与中药的四气均涉及机体活动的多个方面,主要表现在中枢神经系统、自主神经系统、内分泌系统、能量代谢等方面。除了从药理作用方面对四气的研究,亦有从中药化学成分与寒热药性关系方面进行的研究。

2. 中药的五味

中药的五味,指酸、苦、甘、辛、咸五种基本味道,五味理论在春秋战国时期饮食调养的理论中就有记载,如四时五味的宜忌、过食五味所产生的不良后果等,是其主要讨论的内容。五味作为中药药性理论的重要组成部分,最早见于《黄帝内经》《神农本草经》中。《黄帝内经》对五味的作用、阴阳五行属性及应用都做了系统的论述。《神农本草经》不仅明确指出"药有酸、咸、甘、苦、辛五味",还以五味配合四气,共同标明每种中药的药性特征,开创了先标明药性,后论述效用的本草编写先例,从而为五味学说的形成奠定了基础。经后世历代医家的补充,逐步完善了五味理论。

五味的产生,首先是通过口尝,即用人的味觉器官辨别出来的,它是中药真实味道的反映。中药之味,与所含的化学成分有关,如酸味者多含有机酸,苦味者多含有生物碱、苷类或苦味质,甘味者多含糖类,辛味者多含挥发油,咸味者多含无机盐、微量元素等。然而和四气一样,通过长期的临床实践观察,不同味道的中药作用于人体,产生不同的反应,获得不同的治疗效果,从而总结归纳出完整的五味理论。也就是说,五味不仅仅是中药味道的真实反映,亦是对中药作用的概括。自从五味作为归纳中药药性的理论出现后,五味的"味"也就超出了味觉的本身范围,亦用在功效的反推上,因此,本草书籍对中药"味"的记载有时出现与实际口尝味道不相符的情况。总之,五味的含义既代表了中药味道的"味",又包涵了中药作用的"味",两者构成了五味理论的主要内容。

《素问·藏气法时论》中云:"辛散、酸收、甘缓、苦坚、咸软。"这是对五味作用的最早概括。后世在此基础上进一步补充,日臻完善。

(1)酸:"能收、能涩",即具有收敛、固涩的作用。一般固表止汗、敛肺止咳、涩肠止泻、固精缩尿、固崩止带的中药多具有酸味。酸味中药多应用于体虚多汗、肺虚久咳、久泻肠滑、遗精滑精、遗尿尿频、崩带不止等证。如五味子固表止汗、乌梅敛肺止咳、五倍子涩肠止泻、山茱萸涩精止遗、赤石脂固崩止带等。

(2)苦:"能泄、能燥、能坚",即具有清泄火热、泄降气逆、通泄大便、燥湿、坚阴(泻火存阴)等作用。一般来讲,清热泻火、下气平喘、降逆止呕、通利大便、清热燥湿、苦温燥湿、泻火存阴的中药多具有苦味。苦味中药多应用于热证、火证、喘咳、呕恶、便秘、湿证、阴虚火旺等证。如黄芩、栀子清热泻火,杏仁、葶苈子降气平喘,半夏、陈皮降逆止呕,大黄、枳实泻热通便,龙胆、黄连清热燥湿,苍术、厚朴苦温燥湿,知母、黄柏泻火存阴等。

(3)甘:"能补、能和、能缓",即具有补益、和中、调和药性和缓急止痛的作用。一般来讲,滋养补虚、调和药性及制止疼痛的中药多具有甘味。甘味中药多应用于正气虚弱、身体诸痛及调和药性、中毒解救等几个方面。如人参大补元气、熟地滋补精血、饴糖缓急止痛、甘草调和药性并解药食之毒等。

(4)辛:"能散、能行",即具有发散、行气行血的作用。一般来讲,解表药、行气药、活血药多具有辛味。辛味中药多应用于表证及气血阻滞之证。如苏叶发散风寒、木香行气除胀、川芎活血化瘀等。

(5)咸:"能下、能软",即具有泻下通便、软坚散结的作用。一般来讲,泻下或润下通便及软化坚硬、消散结块的中药多具有咸味。咸味中药多应用于大便燥结、痰核、瘿瘤、癥瘕痞块等证。如芒硝泻热通便,海藻、牡蛎消散瘿瘤,鳖甲软坚消癥等。

除五味外,还有涩味,具有收敛固涩的作用,故将其归于酸;淡味,具有渗泄、利尿的作用,故将其归于甘味,并以甘淡并称,均不另立一味,故仍以五味来概括。

五味又分阴阳两大类,辛、甘、淡属阳,酸、苦、咸属阴,故五味与四气一样,也具有阴阳五行属性。《黄帝内经》云:"辛甘发散为阳,酸苦涌泄为阴,咸味涌泄为阴,淡味渗泄为阳。"

现代研究表明,五味的物质基础是不同类型的化学物质。不同类型的化学物质作用于机体,产生相应的药理作用,从而调节人体阴阳,扶正祛邪,消除疾病。即五味、化学成分、药理作用三者之间存在一定规律性。

3. 中药的升降浮沉

中药的升降浮沉是中药作用于人体后对病位和病势所产生的趋向,是中药药性理论的基本内容之一,也是对中药药性理论的补充和发展。"升"指升提举陷,"降"指下降平逆,"浮"指上行发散,"沉"指下行泄利。

升降浮沉理论也是医家根据不同的病位病势采用不同中药所取得的治疗效果而总结出来的用药规律。《素问·阴阳应象大论》提出,根据机体不同病位病势升降出入的障碍,选用具有相应升降浮沉作用趋势的中药来治疗,如病位在上,多用升浮药,病位在下,多用沉降药,这种方法为中药升降浮沉理论的产生奠定了基础。后经金元时期张元素、李东垣、王好古及明代李时珍的补充和发展,理论趋于完善。各种疾病常表现出不同的病势:向上如呕吐、呃逆、喘息;向下如泻痢、崩漏、脱肛;向外如盗汗、自汗;向内如病邪内传等。在病位上则有:在表如外感表证,在里如里实便秘,在上如目赤头痛,在下如腹水尿闭等。消除或改善这些病证的中药,相对来说需要分别具有升浮或沉降等作用趋向。一般来说,升浮药能上行向外,有升阳举陷、解散表邪、透发麻疹、托毒排脓、涌吐、开窍、散寒等作用,病变部位在上在表、病势下陷的宜用升浮药;沉降药能下行向里,有泻下通便、清热降火、利水消肿、重镇安神、潜阳息风、消积导滞、降逆止呕、止呃、平喘、收敛固涩等作用,病变部位在下在里、病势上逆的宜用沉降药。

中药的升降浮沉作用受中药的四气五味、质地轻重、炮制方法、配伍应用等多种因素影响。

(1) 四气五味的影响:凡味属辛、甘、淡,气属温、热的中药多为升浮药,如麻黄、桂枝、黄芪等,分别有发散风寒、升阳举陷等升浮作用;凡味属苦、酸、咸,气属寒、凉的中药多为沉降药,如大黄、芒硝、山楂等,分别有泻下通便、消积导滞等沉降作用。

(2) 质地轻重的影响:一般花、叶、枝、皮等质轻的中药多为升浮药,如菊花、苏叶、桂枝、蝉蜕等,分别有解表散邪、透发麻疹等升浮作用;凡果实、种子、介壳、矿石等质重的中药多是沉降药,如枳实、葶苈子、牡蛎、代赭石等,分别有降气平喘、消积导滞、潜阳息风等沉降作用。

(3) 炮制方法的影响:中药炮制后升降浮沉的作用趋势会发生变化,酒炒则升,如大黄泻热通便主治下焦热结便秘,若用酒炒,可治疗目赤肿痛上焦热证;醋炒收敛,如醋柴胡能缓和其升散之性,增强疏肝止痛的作用,适用于肝郁气滞之胁肋胀痛、腹痛及月经不调等症;盐炒下行,如知母主清肺胃之火,盐炒知母则主泻下焦肾火。

(4)配伍应用的影响:配伍的不同也可改变中药整体的升降浮沉作用趋势,如升浮药在一批沉降药中也能随之下降,反之沉降药在一批升浮药中也能随之上升。此外,脏腑气机的升降出入与春夏秋冬四时之气也有关,即春夏宜加辛温升浮药,秋冬宜加酸苦沉降药,以顺应春升、夏浮、秋降、冬沉的时气特点,这表明中药的升降浮沉特性还会在不同条件下发生相应的变化。升降浮沉,同时也是临床用药的规律之一,人体病变有上下表里之不同,病势也有上下内外之异。在上在表,宜用升浮;在下在里,则宜沉降。中药的气味错综复杂,有使其气,有重其味,有的既能升浮又能沉降,且中药多以复方的形式组合为用,所以通过不同配伍和炮制可使其功效有所转化。

总之,中医辨证论治即是利用药性之偏,调节人体阴阳之偏,从而达到阴阳之间的相对平衡,使疾病痊愈。中药药性的理论高度概括了中药祛除病邪、恢复脏腑功能、纠正阴阳偏胜偏衰等一系列治病原理,是对中药作用的基础性质、特点和作用规律的高度概括,是说明中药作用的主要理论依据,亦是中医辨证论治、处方遣药的依据,是中医药理论体系的重要组成部分。

4. 中药的归经

归经是中医药学的基本理论之一,归经理论,早在《黄帝内经》中已有萌芽,如《素问·宣明五气》就有"五味所入,酸入肝、辛入肺、苦入心、咸入肾、甘入脾,是谓五入"的记载。《灵枢·九针论》也有五走——"酸走筋、辛走气、苦走血、咸走骨、甘走肉,是谓五走"的论述。这对后世归经学说的创立和发展有着较大的影响。早期的本草著作,如《神农本草经》,论述中药功效,大多以主治病症为主,但也有一些把中药作用与脏腑功能结合起来的论述,如"五石脂各随五色补五脏"。唐、宋时诸家本草,对中药功效及脏腑功能的论述日益增多,诸如"补肺""益脾""安心"之类的名词,比比皆是。北宋寇宗奭在论述泽泻的功效时,已有"引药归就肾经"的说法。

金元时期,医学的发展推动了中药药性理论的研究。著名医家张元素对中药的四气、五味、升降浮沉和补泻等方面做了全面的阐说,其于公元1186年撰成《珍珠囊》一书,最早创立了中药归经学说,对后世临床处方用药颇有帮助。明代李时珍曾对他有很高的评价,认为他"大扬医理,灵素(指《黄帝内经》)之下,一人而已"。张氏的归经理论,得到了同时代李东垣、王好古的推崇,如王好古所著《汤液本草》一书中,论述归经的中药已达 81 种之多。

到了明代,有的本草书籍已为中药归经专设了项目,如刘文泰编著的《本草品汇精要》,在论述每药所设的 24 个项目中,就专列了"走何经"一项,用以指出中药的归经。明代李时珍于《本草纲目》中不仅全部继承了以前的归经学说内容,而且对中药的"入气分""入血分"论述更详。

清代中期,沈金鳌对中药的归经做了较全面的总结,把历代本草书中论述归经的名称,如"引经""响导""行经""入""走""归"等名词,统称为"归经"。在他的《要药分剂》一书中,每药专列了"归经"一项。由于他比较全面地概括了中药的多种性能,后世学者大多采用了他的这一提法。至此,归经学说也就基本趋于完备了。

所谓归经,是指中药对于机体某部分的选择性作用,即主要对某经(脏腑或经络)或某几经发生明显的作用,而对其他经则作用较小,甚或无作用。它是以脏腑经络理论为基础,以所治病证为依据而确定的。它将中药的作用与五脏、六腑、十二经脉联系起来,说明某药对某些脏腑经络的病变所起的作用。中药的归经是一种定位概念,即表示中药在机体作用的部位,归是作用的归属,经是脏腑经络的概称。所谓归经,就是指中药对于机体某部分的选择性作用,即主要对某经(脏腑或经络)或某几经发生明显的作用,而对其他经则作用较小,甚或无作用。掌握归经,有助于提高用药的准确性。如羌活善治太阳经头痛,柴胡善治少阳经头痛,葛根、白芷善治阳明经头痛,细辛善治少阴经头痛,吴茱萸善治厥阴经头痛。在治疗头痛时,依据疼痛的部位和症状,选择归于此经的中药,可以提高疗效。归经除依据脏腑经络学说外,也离不开阴阳五行的理论作指导,特别是五味入五脏,更是归经的重要理论依据。例如:

色青,味酸,属木,入足厥阴肝经、足少阳胆经。

色赤,味苦,属火,入手少阴心经、手太阳小肠经。

色黄,味甘,属土,入足太阴脾经、足阳明胃经。

色白,味辛,属金,入手太阴肺经、手阳明大肠经。

色黑,味咸,属水,入足少阴肾经、足太阳膀胱经。

中药归经理论是历代医家临床遣方用药经验的总结,是中药药性理论的重要组成部分。古人在归经的基础上,进一步认识到某些中药不但能入某经,同时还能将他药之效引入该经,这类中药即称为"引经药"。常用的引经药如黄连、细辛入手少阴心经,藁本、黄柏入手太阳小肠经,独活、肉桂入足少阴肾经,羌活入足太阳膀胱经等。医者开具处方时,根据需要配合其他中药,起到引导作用,以增强疗效。

对于归经理论的研究,多从中药的药理作用、中药在体内的分布、微量元素及受体学说等方面进行。另外,引经和引经药之说作为归经理论的重要组成部分,其与中药配伍之后对中药作用选择性改变的这种特性,亦被人们重视。

5. 中药的毒性

历代本草书籍中,常在每一味中药的性味之下,标明其"有毒""无毒"。"有毒无毒"也可简称为"毒性",是中药药性的重要组成之一,它是确保用药安全必须注意的问题。

毒性的概念,古今含义不同。西汉以前是以"毒药"作为一切中药的总称,故《周礼·天官冢宰》中有"医师掌医之政令,聚毒药以供医事"的说法,《尚书·说命篇》中则谓:"药弗瞑眩,厥疾弗瘳。"《神农本草经》《黄帝内经》把毒性看作中药毒副作用大小的标志,如《神农本草经》三品分类法即以中药毒性的大小、有毒无毒作为分类依据之一,并提出使用毒药治病的方法:"若有毒药以疗病,先起如黍粟,病去即止,不去倍之,不去十之,取去为度。"在《黄帝内经》中,亦有大毒、常毒、小毒等论述,如《素问·五常政大论》中云:"大毒治病,十去其六;常毒治病,十去其七;小毒治病,十去其八;无毒治病,十去其九;欲肉果菜食养尽之,无使过之、伤其正也。"把中药毒性强弱分为大毒、常毒、小毒、无毒四类。张景岳于《类经》中云:"药以治病,因毒为能,所谓毒者,因气味之偏也。盖气味之正者,谷食之属是也,所以养人之正气,气味之偏者,药饵之属是也,所以去人之邪气,其为故也,正以人之为病,病在阴阳偏胜耳……大凡可辟邪安正者,均可称为毒药,故云毒药攻邪也。"论述了毒药的广义含义,阐明了毒性就是中药的偏性。中医药学用本草中药自身的阴阳偏性,来纠正身体阴阳之偏颇。在阴阳五行学说影响下的本草学,将中药分阴阳、药性分寒温、药效分功能、趋势分升降、归经分部位、毒性分药力,成就了本草学的药性理论。

一般来说,古代中药毒性的含义较广,既有认为毒药是中药的总称,又有认为毒性是中药毒副作用大小的标志,还有认为毒性是中药的偏性。现代中药毒性的含义有两方面,一是指中毒剂量与治疗剂量比较接近,或某些治疗量已达到中毒剂量的范围,因此治疗用药时安全系数小;二是指毒性对机体组织器官损害剧烈,可产生严重或不可逆的后果。掌握中药的毒性及中毒后的临床表现,便于诊断中毒原因,以便及时采取合理、有效的抢救治疗措施,对于中药中毒抢救工作具有十分重要的意义。

中药的副作用有别于毒性作用。副作用是指在常用剂量即治疗剂量时出现与治疗需要无关的不适反应,一般较轻微,对机体危害不大,停药后能消失。如果应用得当,副作用也可以转变成治疗作用。如常山既可截疟,又可催吐,若用治疟疾,则催吐就是副作用;若取其催吐作用治疗急性中毒,则催吐就是它的治疗作用,而不是副作用。又如胖大海仅用于治疗喑哑、咽喉肿痛,那么润肠通便相对来说就是副作用。

掌握中药毒性强弱对于确保临床安全用药具有重要意义。根据中医"以毒攻毒"的原则,在保证用药安全的前提下,也可采用某些毒药治疗某些疾病,让有毒中药更好地为临床服务。如用雄黄治疗疔疮恶肿;水银治疗疥癣梅毒;大枫子治疗恶疮麻风;斑蝥治疗癌肿癥瘕;砒霜治疗瘰疬痔漏;等等。在应用毒性中药时要针对体质的强弱、疾病部位的深浅,恰当选择并确定剂量,中病即止,不可过服,以防止过量和蓄积中毒。同时要注意配伍禁忌,凡两药合用能产生剧烈毒副作用的禁止同用;严格掌握毒性中药的炮制工艺,以降低毒性;对某些毒性中药还要采用适当的剂型和方式给药。此外,还要注意患者的个体差异,适当增减用量,并说服患者不可自行服药。医药部门要抓好药品鉴别,防止伪品混用;加强毒性中药的保管;严格控制毒性中药的发放。通过各个环节的把关,以确保用药安全,避免中药中毒事件的发生。

二、中药的功效

中医理论认为,任何疾病的发生发展过程都是由于致病因素作用于人体,引起机体阴阳偏盛偏衰,脏腑经络功能失调的结果。中药防病治病的基本作用,乃是祛邪去因,扶正固本,协调脏腑经络功能,从而纠正阴阳偏盛偏衰,使机体恢复到阴平阳秘的正常状态。中药之所以能够针对病情,发挥上述基本作用,是由于中药各自具有若干特性和作用,如清代医家徐大椿云:"凡药之用,或取其气,或取其味……各以其所偏胜而即资之疗疾,故能补偏救弊,调和脏腑,深求其理,可自得之。"

除了用上述"以偏纠偏"来解释中药作用的基本原理外,古人还对中药作用的物质基础进行了探究。但是,由于历史的局限性,前人不可能对这些精微物质进行深入细致的认识,所以长期以来,仍以中药的偏性来解释中药作用的基本原理。

中药的作用是指中药对机体的影响，或机体对中药的反应。中药的作用包括治疗作用和不良作用（不良反应）。中药的治疗作用又称为中药的功效，中药的不良作用包括副作用和毒性反应。副作用的产生固然与中药的偏性有关，更重要的是因为一味中药往往有多种作用，治疗时利用其一种或一部分作用，其他作用便成为副作用。因而中药的治疗作用和副作用一般是相对的，在一定条件下是可以相互转化的。例如，大黄有清热泻火、泻下攻积等作用，对于热结便秘之证，上述两项作用皆为治疗作用；对于冷积便秘之证，泻下攻积为治疗作用，而清热泻火便成为副作用，可造成寒凉伏遏阳气及苦寒伐胃等不良后果，在这种情况下，常将大黄与温补脾胃的附子、干姜、党参、甘草等同用。吴茱萸有温中、止呕作用，故最宜用于胃寒呕吐；对于胃热呕吐或肝火犯胃者，其温中作用便成为副作用，故常与清热之黄连、栀子等同用。

中药功效是在临床实践中不断的经验总结的结果，例如干姜，《神农本草经》记载："干姜，味辛温，主胸满咳逆上气，温中，止血，出汗，逐风湿痹，肠澼下利。生者尤良。"近代本草著作都将功效列为专项；2015 年版《中华人民共和国药典》（一部），将干姜的功效归纳为"温中散寒，回阳通脉，温肺化饮"，生姜的功效归纳为"解表散寒，温中止呕，化痰止咳，解鱼蟹毒"。功效的归纳经历了长期的历史发展过程，反映了后世对中药治疗作用的不断认识、不断深入和不断规范。

第三节　中药传统性状鉴定

中药传统性状鉴定主要是用眼看、手摸、鼻闻、口尝等方法，对中药材及中药饮片的性状，包括形状、大小、色泽、表面、断面、气味、质地等特征进行观察，作为鉴别中药真伪优劣的依据。它是我国中医药工作者长期丰富经验的总结，具有简单、快速、直观的特点。就中药饮片而言，大多中药是一个复合物，不是单一成分，而对其质量真伪优劣的评判，最直接的方法是凭借中药的形、色、气、味、质等特征。

一、眼看

用肉眼直观中药的特征，包括看形状、大小、色泽、表面、断面、质地六个方面。每一种中药都有一定的外形特征，如川芎的根茎为不整齐的结节状团块，何首乌块根横断面是云锦花纹，人参根的外形包括枣核艼、珍珠须、雁脖芦、铁线纹,蕲蛇具有翘鼻头、方胜纹、佛指甲、连珠斑等,通过对这些特征的观察,可以初步分辨出中药的真伪和质量的好坏。

二、手摸

主要体验中药质地轻重、坚实、松软、老嫩、滑涩等。如天仙子手握有黏性;羚羊角手捏合把;鹿茸毛光滑舒适;土茯苓折之具弹性;木瓜、白芷用手触之表面似硬,用手捏之则觉有软意;三棱坚实体重,而炮三棱则体轻;盐附子质软,而黑附子则质地坚硬;肉桂水浸后手感粗涩。仔细摩摸,就能在一定程度上发现真假。如海马、冬虫夏草等中药可能会被不法分子通过灌沙、加铁丝等增加重量,可用手掂量,判断中药的重量是否异常。

三、鼻闻

有些中药有特殊的香气或臭气,这是由于中药中含有挥发性物质的缘故。鼻闻是比较重要的鉴别方法,尤其对于鉴别一些有浓郁气味的中药是非常有效的。如独活香而浊,白术香而甘,苍术香而燥;薄荷、佩兰、泽兰饮片外观容易混淆,但薄荷有特殊强烈的清凉香气,佩兰气芳香,而泽兰无气味。此外,还有一些中药有特征性的气味,如冰片香而带凉、鹿角霜嗅之带石灰气、阿魏具有奇臭气、沉香燃烧后香气浓烈而持久。

四、口尝

口尝法鉴别中药的意义不仅在于"味道",还包括"味感"。味道分为酸、苦、甘、辛、咸五种。如天然牛黄味苦具有清凉感;熊胆味苦而后甘。另外,还有如山楂的酸、黄连的苦、甘草的甜等。味感则分为麻、涩、淡、滑、凉、腻等。如麝香放入口中,有酸、苦、甘、辛、咸五味,并有清凉浓郁的香气,钻舌感直达舌根。中药的味感与所含的化学物质有密切关系,在中药口尝鉴别的实践中,可按中药的品种和质量分类进行判断。

在分辨中药味道时,尝过一种中药后要立即漱口。特别对毒性大的中药,如砒霜、生川乌、马钱子等,不宜采用口尝法。而对于一些毒性相对较小的中药,如白附子、半夏,口尝取样不能太多,尝后要尽快吐出,并用水漱口、洗手,以免中毒。

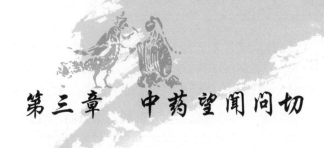

第三章 中药望闻问切

中医药的天、地、人取象比类、以形求理的思维方式贯穿整个中医药的发展史,体现在中医药基础理论、中医诊断、中药炮制、处方用药等诸方面,如《易经》中"取象比类"的唯象思维方式、"象数推衍"的演绎思维方式。"取象比类"是一种取事物之征象经类比、象征等方式对所象征事物的特性及规律进行整理归纳的思维方法,它是中国传统哲学的一种思维方式,是中华民族认识世界的一种重要途径。在中医药学理论体系形成过程中产生过重大影响的《周易》"取象比类"思维方式,已经成为中医药的基本思维逻辑之一,如《周易》中记载:"易者,象也。象也者,像也","援物类推,引而伸之,触类而长之,则天下之能事毕矣"。又如《黄帝内经》中的五行学说、藏象学说等,还有宋代医家张杲于《医说》中云:"古今论病,多取象比类",都是中医象思维的经典体现。当今王永炎院士亦曾指出,中医的临床诊疗路径与模式为"以象为素,以素为候,以候为证,据证言病,病证结合,方证相应",其核心就是象思维。由此可知,"取象比类"即中医象思维在古今临床实践中占据着十分重要的地位,是医家药家必须具备的思维方式。此思维与中医药的理论、医疗实践各过程都有着紧密的联系。在科学极其欠发达的时代,取象比类的思维方法,在中医药学的发展进程中占据着举足轻重的地位,有着正确的指引作用。

第一节 中医取象比类

一、阴阳应象为中医象思维的立足点

取象谓取某事物之征象,取事物形态发生场(象,言天地万物之象,延伸为超越客观事物表象之象)。比类谓比较、比喻一类事物(类,言物以类聚)。在天人感应的思维之下,取气象与比物类是同一事物、同一方法的两个方面。取象按照比类原则去取气象,比类按照取象原则去比物类,二者不能分别对待。

《素问·阴阳应象大论》首次界定了"象"的定义,该篇是《黄帝内经》中唯一以"象"来命题的文章,文中明确指出"阴阳应象"的重要性及意义,在取象时必须把握"应象"的原则。"阴阳者,天地之道也,万物之纲纪,变化之父母,生杀之本始,神明之府也",说明自然界中万物之象,可以划分为阴阳两象,即阴象和阳象,并且两象又是相互对应之象的"应象",而阴阳是天地之间最大的象。从"取象比类"思维来看,《黄帝内经》与《易经》等经典著作的相关论述,如《易经》乾卦九五云:"……同声相应,同气相求,水流湿,火就燥,云从龙,风从虎,圣人作而万物睹,本乎天者亲上,本乎地者亲下,则各从其类也。"而《素问·太阴阳明论》的论述与此有极为相似之处,其中云:"阳者,天气也,主外;阴者,地气也,主内。故阳道实,阴道虚。故犯贼风虚邪者,阳受之;食饮不节起居不时者,阴受之。阳受之则入六腑,阴受之则入五脏……故伤于风者,上先受之;伤于湿者,下先受之。"正可谓相映成趣,互有阐发。

阴阳应象的思维在众多医学典籍中都可以找到。如《灵枢·邪客》中认为"卫气独卫其外,行于阳,不得入于阴……故目不瞑矣",失眠的原因是阴阳不通,而"其汤方以流水千里以外者八升,扬之万遍,取其清五升,煮之,炊以苇薪火,沸置秫米一升,治半夏五合",半夏汤全方体现了滑、通之象;水流千里,扬万遍不滞,苇中空性通,半夏涎滑,熟秫米亦滑,故可通阴阳。出自宋代《太平惠民和剂局方》用于小便淋沥的八正散,也取滑通之象,滑石之滑,山栀之滑,车前子煮后如秫米之滑,木通性通,甘草之梢尖而通,瞿麦中空自通,灯心草通导,等等。

二、取象比类在中医五行藏象学说中的应用

五行本义即指自然界木、火、土、金、水五种基本物质,自《尚书·洪范》将其抽象成自然界五类属性,直至《黄帝内经》,已形成系统理论体系。如《素问·金匮真言论》中所言:"东方青色,入通于肝,开窍于目,藏精于肝,其病发惊骇,其味酸,其类草木……是以知病之在筋也……"可窥见其"取象比类"的框架。藏象是关于人体脏器于阴阳五行的形象化。

"天人相应"系取象比类的理论基础,中医五行学说则是"取象比类"的具体体现。中医理论认为,特定的病邪作用于特定的个体及特定的脏腑、组织、器官,影响人体特定的物质和功能,产生特定的疾病和传变,这就是五行五藏的比类,如《素问·阴阳应象大论》中云:"东方生风,风生木……在脏为肝,在色为苍","南方生热,热生火……在脏为心,在色为赤"等。之所以将风、木、

苍与肝相属,是因肝主疏泄,性喜条达,而木具生发,性喜冲和条畅,二者有共性之处,故取木类比肝,归肝为苍色。《素问·灵兰秘典论》对各脏腑的生理功能进行比类,综合概括为"心者,君主之官也,神明出焉","脾胃者,仓廪之官,五味出焉",等等。心为主宰精神意识、思维活动、推动血行以滋润濡养全身各组织器官之脏,作用十分重要。脾胃为气血生化之源泉,具受纳、腐熟、运化、输布之功,脾胃健运,各种具有营养作用的精微物质才能源源不断地化生。又如,在藏象经络升降出入的理论中,中枢脾气主升、胃气主降,两仪左升右降,金木交错,水火既济,升降出入正常才能保持人体的平衡状态。如天在上属阳,地在下属阴,地气(清)上升为云,天气(浊)下降为雨,而天上有太阳的温煦,地下有水源的滋润,天地间升降有序,万物才能生机盎然,而人的正常生理亦应清升(脾主升清)浊降(胃主降浊),心火与肾水、风木与燥金都是保证脾胃升清降浊的根本。

三、中医思维应是一种意象思维

医者,意也! "取象比类"思维是古今中医临证中不可缺少的思维方法之一,如元代朱丹溪首创提壶揭盖法,即为取象比类的一个成功案例。《丹溪心法》载:"一男子病小便不通,医治以利药,益甚。翁诊之,右寸颇弦滑,云:'此积痰病也,积痰在肺。肺为上焦,而膀胱为下焦,上焦闭则下焦塞,譬如滴水之器,必上窍通,而后下窍之水出焉。'乃以法大吐之,吐已,病如失。"温病大家赵绍琴进一步继承发展了"提壶揭盖"的理论,以"开宣肺气"的方法治疗水液代谢异常,其治法广泛用于现代临床,尤其是肾系疾病。临证中,便秘方济川煎中所选升麻一味,意图也恰是"提壶揭盖",手足阳明之气皆以降为顺,足阳明胃气郁闭,故浊阴不降,传导失司,故用升麻走胃,于辛凉而升散,提壶揭盖,以宣阳明气滞,胃气遂下,粪随气降。又如清代程国彭于《医学心悟·大便不通》中提到:"吾尝治老人虚闭,数至圊而不能便者,用四物汤及滋润药加升麻,屡试屡验,此亦救急之良法也。"另外,"增水行舟法""釜底抽薪法"等,均是取象比类的产物。临床中运用"比类"思维的中医治法还有很多,譬若治湿,湿象水类,可弥漫三焦,自然界水湿在上,应开窗散湿气,中医"取象比类",选择了发汗、芳香化湿,以藿香正气之属治之;水湿在中,需填石灰令其干燥,中医则取苦温燥湿之剂,《太平惠民和剂局方》平胃散即如是;水湿在下,宜挖水渠疏通之,中医亦取淡渗利水之剂,仲景五苓散应之。

中西医汇通派的代表人物张锡纯正式提出"脏器疗法"一词也是取象比

类的另一应用,其原理是"以脏补脏"与"同气相求"能够产生相同的效果,动物内脏被认为是血肉有情之品,与人体相应的内脏有较多相似性,故其在调养、补益身体方面效果显著。中医学认为,"脏"包含两层涵义,一是心、肝、脾、肺、肾五脏,二是胆、胃、大肠、小肠、三焦、膀胱六腑。脑、髓、骨、脉、胆、女子胞等奇恒之腑亦可称为"脏"。该疗法在"五十二病方"中已初见端倪,如鸡血疗法等。唐代孙思邈于《备急千金要方》设食治篇论食治原理,其中以脏养脏疗法得到了具体的运用和泛化,可谓中医脏器疗法最早的集大成者。明代李时珍对此种说法进行了详细的阐述,他于《本草纲目》中云:"以胃治胃,以心归心……以髓补髓",《本草纲目·兽部》中亦云:"猪脑能治风眩脑鸣,猪肝能补肝明目疗肝虚浮肿……猪脾能治脾胃虚热。"明代缪希雍于《本草经疏》中亦云:"人胞乃补阴阳两虚之药",因紫河车是人的胎盘,故其具有养血益气、补肾壮阳的功效。随着现代药理学研究的不断发展,逐渐验证了动物内脏中的确存在较多能够治疗人体对应内脏病变的成分,如可以治疗糖尿病的胰岛素来源于动物的胰腺,能够治疗萎缩性胃炎的胃泌素来源于猪胃等。

总之,取象比类的思维方法充分体现在中医药学的应用中,自中医经典理论《黄帝内经》起,至现代医药学都可见到。

第二节 中药取象比类

一、中药固有的形状、颜色与其功效存在相关性

中药治疗疾病多具有各不相同的作用特点,而此种特点多与中药自身的"药象"具有密切关系,从中药本身的形状可确定某种中药具有某种治疗作用,如人参,据有关古籍记载,具有补气救脱、益气复脉、安神定志、生津止渴、补肺定喘、健脾止泻、托毒合疮七大功效,人参的补气续命之功亦是因其似人之形而被古人加以利用,根据现代研究,人参确实具有强心、抗休克、提高人体免疫等方面的作用。

正如明代李时珍云:"天地赋形,不离阴阳,形色自然,皆有法象。"李时珍推演中药的作用,多从中药的生长部位、形态、结构、颜色、气味、质地等自身的"药象"特点入手。

通过中药的生长形状,能推断其作用特点。如连翘心形,以其中有仁甚香,故为少阴心经、厥阴包络气分主药也,因此,又能兼治手足少阳、手阳明三

经气分之热。如乌头，形如乌嘴，其气锋锐，能通经络，利关节，寻蹊达径，气捷利能杀禽兽；而乌头附子头尖，是取其锐气直达病所，侧子散生旁侧，体无定在，其气轻扬，宜其发散四肢，充达皮毛，为治风之药。又如荷叶，色青中空，象忽震卦风木，用此物烧饭，则上升，与白术协力，滋养谷气，则胃厚不致再伤。又如藤本植物青风藤、络石藤、鸡血藤、忍冬藤等，通过"取象"类比到人体的经络，进而联想到疏通经络的作用，验之于临床，着实有效。其他如橘核、荔枝核，形似男性睾丸且具有温阳理气的功效，因而用于疝气肿痛；马兜铃、浮海石等体轻中空似肺叶，故而清肺止咳；芦根、蒲公英管茎中空而有通利孔窍的功能；桑枝、藕节、松节形似节，因"枝者通达四肢"，而有治疗痹证的功效；地龙形似血管而软，治疗血管硬化之属风证者。

通过对中药颜色的把握，可以推断中药作用之特点。如豆有五色，各治五脏，黑豆入肾，属水性寒，故能治水消胀下气，制风热而活血解毒，所谓同气相求也。

总之，"物从其类，同形相趋"，运用取象比类思维，根据中药固有的形状、颜色与功效存在的相关性，可以对中药做一般规律性的概括。

二、中药本身的生物特性、生活习性及生长环境与其功效存在相关性

"天人相应"法则贯穿着整个生物界，天地万物形神相通，相互影响，这是中药治病的机理之一，也是"取象比类"的理论基础之一，借助其生长环境特点，引思联想、举一反三，经由推导从而得出论断。

1. 中药的生物特性各不相同，中医常以此作为判断其治疗作用的根据

中医认为人体乃血肉之躯，动物类中药自古被称为中药中的"血肉有情之品"，临床应用亦以"血肉有情之品"濡养血肉之躯。现代研究亦表明，一些来源于高等动物的中药，其含有的成分常与人体中的某些物质高度相似，生物活性亦相同，对于改善和调节人体生理功能有独特的疗效。

中药天麻，其苗又称定风草，为独苗，不随风动摇，此亦是其作为息风止痉药的宏观依据。而花生叶具有"昼开夜合"现象，进而取象花生叶与自然界阴阳消长规律同步，其制剂治疗失眠症疗效显著。可见"取象比类"对现代中药学研究有重要价值，而其背后的机制则是中医"同气相求"原理。

李时珍于《本草纲目》中对龟板与鹿角的功效论述更为形象生动，其云："龟、鹿皆灵而有寿。龟首长藏向腹，能通任脉，故取以补心、补肾、补血，以养

阴也。鹿鼻长反向尾，能通督脉，故取以补命门、补精、补气，以养阳也。”正是“取象比类”思维之运用。又如《伤寒温疫条辨》作者杨璇对于白僵蚕与蝉蜕的使用颇有心得，其中论白僵蚕云：“味辛咸，性平，气味俱薄，升也，阳中之阳也……喜燥恶湿，食桑叶而不饮，有大便而无小便。余因其不饮，而用之于不饮之病；因其有大便，而用治大便不通之病……余因病风之僵，而用治病风之人，古谓因其气相感而以意治之也。”论及蝉蜕，杨氏云：“味甘咸，性寒，土木余气所化，升也，阳中之阳也，夫蜕者退也，脱然无恙也……因其不食，而用治不食之病，因其有小便，而用治小便不通之病，短赤淋遗亦治之。”升降散即是由以上两味及姜黄、大黄组成，为杨氏所创立的著名方剂，据记载：“乙亥、丙子、丁丑，吾邑连歉，温气盛行，死者枕藉。予用此散，救大证、怪证、坏证、危证，得愈者数十人，余无算。”

诸如此类，都是运用取象比类的方法在中药功效方面的推演。

2. 动植物类中药在生长过程中的生活习性也是历代医家探究其药用功效的出发点。

一定的生物在一定的生长环境中养成了一定的生活习性，如一些虫类，由它们钻爬穿透的习性，联系到通经活络的药用功效，故将这一类中药称为“虫蚁搜剔之品”。经方大黄䗪虫丸中使用了四种虫类中药，这四味虫药之习性各不相同，其中䗪虫（即土鳖虫）身体断开后尚可自连一体，故有续筋接骨之功；虻虫善飞，狠咬猛吸，苦泄辛开；水蛭善潜，迟缓善入，咸软苦破；蛴螬善钻；虽都为虫蚁搜剔之品，却因习性不同而功效各有偏胜。再如，中医用药常采用鸡胗磨石头的鸡内金来消石散结；穿山甲能软坚散结源于其掘洞穿山的习性；海马，雌雄成对，其性温暖，有交感之义，故难产及阳虚者多用之；鳝善穿穴，无足而窜，与蛇性同，故能走经脉疗十二风邪及口、耳、目诸窍之病。明代李时珍推演中药作用常从中药的习性入手，知中药来源可推演出中药的某些特殊功效，如泽泻、荷叶、莲藕等生长于池塘水湿之处，亦如在水中生活的鲫鱼、泥鳅等，能够克服水湿之气，都是利湿祛湿的佳品。

《黄帝内经》中云：“不引比类，是之不明也……援物比类，化之冥冥”，上述治疗方法皆是按照比类的方法用药，亦大大拓展了中医药的治疗范围。

3. 动植物类中药因其生长环境不同，亦会产生不同的治疗作用。

明代李时珍从中药生长环境推测中药具有的作用。如船底苔，水之精气渍船板木中，累见风日，久则变为青色，盖因太阳晒之，中感阴阳之气，故服之能分阴阳，去邪热，调脏腑。再如炉甘石，阳明经药也，受金银之气，故为治目病之要药。合欢花能疏肝解郁因于花能怡情悦心。霜桑叶能清肺止咳缘于霜本性寒。女贞子呈倒卵形、椭圆形或近肾形，功擅补肾，冬至之日，一阳初动，此时采集，对于补益先天之本的肾脏自有独特之妙处。其于《本草纲目》中云"用立春雨水煎药，则多取其具春天升发之气，故可以煮中气不足，清气不升之药。用屋上败茅治痘疮溃烂，难靥不干，除取其性寒而解毒外，又取其多受雨露霜雪之气，兼能燥湿之功"等等。

清代唐宗海在其著《本草问答》中对中药的取象比类用药思维亦多有阐发，如其论述夏枯草、款冬花的药性时云："夏枯草生于冬末，长于三春，是正得水木之气。遇夏则枯者，木当火令则气其退谢，故用以退肝胆经之火。款冬花生于冬月冰雪之中，而花又在根下，乃坎中含阳之象，故能引肺中阳气下行，而为利痰止咳之药。二物皆以时名，皆得其时之妙用也。"清代吴塘立清宫汤（玄参心、莲子心、竹叶卷心、连翘心、犀角尖、麦门冬连心）"以心治心"，疗热入心包证。

张锡纯在临床用药思路上亦体现着取象比类的思维特点，例如其认为柏子仁能涵濡肝木，可治肝气横恣胁痛，是因为取象于柏树独向西北，西北者，金水合并之方也，且其实成于秋而采于冬，饱经霜露，和得金水之气尤多，比类柏子仁禀金水之气，水能滋木，金能镇木，滋水镇木，则肝木得其养，兼得其平，故可以治肝气横恣胁痛。

三、中药的升降浮沉遵从同气相求规律

中药的升降浮沉是天生就有的，它是由中药气味厚薄、四气五味及质地等因素决定的，亦是中药临床运用时具体功效的生动体现。不同药性和质地的中药，其作用趋势均遵从"同气相求"规律。《周易·乾》："同声相应，同气相求。水流湿，火就燥，云从龙，风从虎。"历代医家亦多采用"同气相求"思维指导临床用药。

1. 中药气味厚薄能够决定其作用的升降浮沉

张元素之《医学启源》创造了"气味厚薄寒热阴阳升降之图"，以阴阳为纲，对每味药的气味厚薄加以分析。汪昂于《本草备要》中云："气厚味薄者浮而升，味厚气薄者沉而降，气味俱厚者能浮能沉，气味俱薄者可升可降。"历代医家都精辟地概括了气味厚薄与升降浮沉的关系。

2. 中药四气也能决定中药的升降浮沉

不同气性的中药升浮沉降之性不同，李时珍于《本草纲目》中云："寒无浮，

热无沉",强调了四气与升降浮沉的关系。一般地讲,具温热之性的中药如防风、白芷、干姜、细辛等多升浮;具寒凉之性的中药如大黄、黄芩、栀子、苦参、五倍子等多沉降。

3. 五味对中药的升降浮沉同样起到决定作用

王好古云:"味者地也,辛甘淡地之阳,酸苦咸地之阴,阳则浮,阴则沉",这是从五味与阴阳对立的关系上对中药升降浮沉的论述。李时珍云:"酸咸无升,甘辛无降",进一步阐明了五味与升降浮沉的关系。一般而言,辛、甘、淡之品,如辛夷花、细辛、当归、干姜等多升浮;酸、苦、咸之品,如芒硝、五味子、车前子、木通等多沉降。

4. 中药的质地也是决定中药升降浮沉的重要因素

中药质地有轻清重浊之别,这是中药与生俱来的特性,中药质地不同,则升浮沉降之性有别。张元素于《医学启源·用药备旨》中云:"(麻黄)体轻而浮升,(桂枝)体轻而上升,(石膏)体重而沉降,(杏仁)浊而沉降。"中医药理论认为"诸花皆升,旋覆独降;诸子皆降,苍耳独升",是因为传统认为以质地而言,花、叶和轻清的中药,大都能升而浮,如辛夷、荷叶、升麻等,这类中药多入上焦,可治上焦疾病,或引气血上行;子、实及厚重的中药,大多沉降,如苏子、熟地黄、磁石等,此类中药多入下焦,可治下焦疾病,或引气血下行。诚如补土派医家李东垣于《说药录》中所云:"轻清成象(味薄者茶之类),本乎天者亲上;重浊成形(味厚者大黄之类),本乎地者亲下也。"吴塘于《温病条辨·治病法论》中亦提出:"治上焦如羽,非轻不举;治中焦如衡,非平不安;治下焦如权,非重不沉。"总之,不同质地的中药作用趋向不同,到达疾病的部位亦有所不同,这也是中药的作用特点。

四、中药的归经亦遵从取象比类的中医象思维

归经理论是中医药学特有的理论之一,其产生与古代"取象比类"的思维密不可分。中药的外在固有形态、物质状态、生理特性、生长环境,一般与人体相应的器官、组织、功能有相同或相似的象,从而发挥相应的治疗作用,这也为开发利用中药的功用和归经开阔了思路。如连翘,状似人心,两片合成,故为少阴心经、厥阴包络药也,诸痛痒疮皆属心火,故为十二经疮家圣药;又如葱茎白,外实中空,肺之菜也,肺病宜食之,肺主气,外应皮毛,其合阳明,故所治之症多属太阴、阳明,皆取其发散通气之功;再如芦茎叶,芦中空虚,故能入心肺,治上焦虚热诸病。物有质地轻重之分,故有不同的升降趋向,也由此影响了其

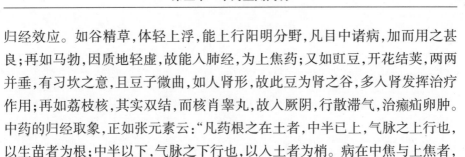

归经效应。如谷精草,体轻上浮,能上行阳明分野,凡目中诸病,加而用之甚良;再如马勃,因质地轻虚,故能入肺经,为上焦药;又如豇豆,开花结荚,两两并垂,有习坎之意,且豆子微曲,如人肾形,故此豆为肾之谷,多入肾发挥治疗作用;再如荔枝核,其实双结,而核肖睾丸,故入厥阴,行散滞气,治癞疝卵肿。中药的归经取象,正如张元素云:"凡药根之在土者,中半已上,气脉之上行也,以生苗者为根;中半以下,气脉之下行也,以入土者为梢。病在中焦与上焦者,用根;在下焦者,用梢,根升梢降。人之身半以上,天之阳也,用头;中焦用身;身半以下,地之阴也,用梢。乃述类象形者也。"

第三节　中药望闻问切

人类对宇宙与生命起源的认识和阐释,是古今哲学的核心内容,无论东方古代哲学,或是现代西方哲学,均是如此。中国古代自然哲学的重要特征是宇宙的有机生成论观点,这一观点最富代表性的表述,乃《道德经》的"道生一,一生二,二生三,三生万物"。与这一思想类似的中国古代哲学还有气生万物、天地生万物等不同的观点呈现。这种生命在同一始点下的有机生成、顺次演化,是天人合一、取象比类等思维模式产生的基本根源。

纵观古今,中医药的辨证思维,大多属于一种"象思维"。取之于自然环境的中药具有显著的客观表象特征,即"药象",基本上为一种"视之可见,嗅之可知,尝之可得,触之可及"的客观之象,且大多具有特定的物象。古人在中药的认知上,往往运用取象比类的方法,从中药的外形去推测中药的功效。随着各种媒体和网络技术的进一步发展,以及各种方便实用的传感器的出现,人类获取信息的手段和渠道也在不断延伸和扩展,但人类获取外界信息,最直接、最快捷的方法,仍然还是通过人类五官对应的各种感觉,包括视觉、听觉、嗅觉、味觉、触觉。

中药望闻问切理论是在中医药象思维的基础上提出的,与中医药象思维有着十分密切的联系,是运用象思维理论对中医药内涵的灵活阐述。古代医药学家多运用整体观念的思想,把中药放在生长的自然环境中研究,去认识中药的生、长、化、收、藏。中医药学讲求"天人相应""天人合一"的整体观,人类是宇宙万物之一,与天地万物同源、同构、同理,与天地万物有着共同的生成本原,天地万物形神相通,赋其形便存其气,禀其气便有其性,由药物表象探知其本质,古人早已深谙其中的奥理。正如朱丹溪于《丹溪心法》中云:"盖有诸内者必行诸外。"吴仪洛亦于《本草从新》中云:"凡药各有形、性、味、质。其入诸经,有因形相类者,如连翘似心而入心,荔枝核似睾丸而入肾之类;有因性相从者,如润者走血分,燥者入气分,本乎天者亲上,本乎地者亲下之类;有因气相求者,如气香入脾,气焦入心之类;有因质相同者,如头入头,干入身……自然之理,可以意得也。"取象比类思维在中国源远流长,是中医药学中重要的思维方法之一。

中医药理论的继承和创新是中医药永恒的主题,继承是创新的基础,创新是继承的目的,是中医药学继续发展的需求,是中医药新理论、新观点产生的源泉,正确而完善的中医药理论体系,对中医药的发展起着重要的指导作用。中医"四诊"诊人,中药"四法"法药,掌握"中药望闻问切",将中医的"四诊"与中药的"四法"合参,真正做到中医药并重。中医辨证是以中医学理论对四诊(望、闻、问、切)所得的资料进行综合分析,明确病变本质并确立为何种证的思维和实践过程。同样,在识别了解中药的同时,亦可在感官所触及的范围内,对中药药性及中药功效即时进行综合分析,融会贯通,最终做出归纳与判断,获取中药药性及中药功效等有关信息。

本书运用前述中医药的基本理论和方法,结合实际情况总结提炼出"中药望闻问切"四法,旨在调动人体的各个感官,眼看、鼻闻、口尝、手摸(传统认知只是作为鉴别中药真伪优劣的方法)感知中药,从中药的来源、药用部位及中药的形、色、气、味、质等性状特征,规律性推断中药的四气、五味、升降浮沉、归经、毒性等药性及功效。

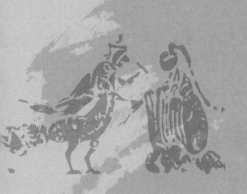

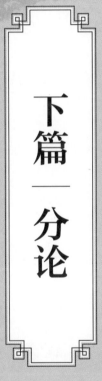

下篇 分论

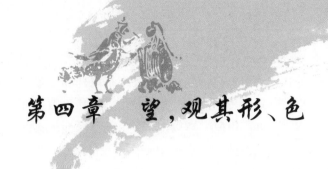

第四章 望，观其形、色

　　中医望诊是运用视觉，对人体全身和局部的一切可见征象及排出物等进行有目的地观察，以了解健康或疾病状态。中药的"望"法，通过眼睛看到的中药原植物科属归类、中药的药用部位、中药本身的形状、动物类（包括甲壳类）中药一些生理特性和生长环境，以及中药的颜色等性状特征，按取象比类的一般规律分析归纳，最终对中药进行综合推断。从中药的基原看，来源如相近，药理活性成分相似，功效亦相似；从植物类中药的取材部位看，药用部位相同，其器官功能相同，功效亦有相同之处；从中药本身的形状看，形状与其功效更有密切的关系；从动物类（包括甲壳类）中药本身的生理特性和生长环境看，其功效与之有密切关系；从中药的颜色（青、赤、黄、白、黑）看，其颜色与中药的五行、归经、功效等皆有关联。

　　取象比类思维在中华文化历史长河中源远流长，是中医药学重要的思维方法之一。张元素云："凡药根之在土中者，中半以上，气脉之上行也，以生苗者为根；中半以下，气脉之下行也，以入土者为梢。病在中焦与上焦者，用根；在下焦者，用梢。根升梢降，人之身半以上，天之阳也，用头；中焦用身；身半已下，地之阴也，用梢。"乃述类象形者。汪昂亦云："凡药之为枝者，达四肢；为皮者，达皮肤；为心、为干者，内行脏腑。质之轻者，上入心肺；重者，下入肝肾。中空者，发表；内实者，攻里。枯燥者，入气分；润泽者，入血分，此上下内外各以其类相从也。"黄宫绣于《本草求真》中亦云："中药有根梢上中下。"又如吴鞠通论桑白皮一药："桑白皮虽色白入肺，然桑得箕星之精，箕好风，风气通于肝，实肝经之本药也。且桑叶横纹最多而主络，故蚕食桑叶而成丝，丝，络象也；桑皮纯丝结成象筋，亦主络；肝主筋，主血，络亦主血，象筋与络者，必走肝，同类相从也……凡药有独异之形，独异之性，得独异之名者，必有独异之功能，亦必有独异之偏胜也。"唐宗海于《本草问答》中将用根、用苗、用首、用尾、用节、用芽、用刺、用皮、用心、用汁、用筋、用瓤的"其用不同"与大体作用机制尽列，其意于"皆取其象"。

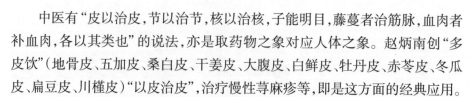

中医有"皮以治皮,节以治节,核以治核,子能明目,藤蔓者治筋脉,血肉者补血肉,各以其类也"的说法,亦是取药物之象对应人体之象。赵炳南创"多皮饮"(地骨皮、五加皮、桑白皮、干姜皮、大腹皮、白鲜皮、牡丹皮、赤苓皮、冬瓜皮、扁豆皮、川槿皮)"以皮治皮",治疗慢性荨麻疹等,即是这方面的经典应用。

古代医药学家多运用整体观念的思想,把中药放在生长的自然环境中研究,去认识中药的生、长、化、收、藏。中药具有特定的物象,取中药的自然属性与疾病之象以类比,将人身法象和中药法象相联系,根据中药的外形来推演中药对人身相应部位的治疗关系,形成了中药不同部位的取象比类理论,这也是自古医家推演中药作用特点的依据所在。

第一节　察看中药的形状

一、从中药基原看,来源相近,药理活性成分相似,功效亦相似

中药的基原"单一性"与"多元性"在历史上经历了不同阶段的演变。多基原中药,古而有之,从历史源流上看,多基原中药要么就地取材,要么根据用药习惯等因素,用药形成过程并非一时、一地,品种也并非一种。如《新修本草》中记载多基原植物蓝有三种;李时珍于《本草纲目》中记载蓝有五种。另外,张璐于《本经逢原》中论述海藻:"凡海中诸药,性味相近,主疗一致,虽有不同,亦无大异。"这正是古人从药性出发而多基原利用的思路。一般来说,具有相似成分的近缘物种,其疗效多相近,如动物类中药来源于猫科动物的虎骨、豹骨,植物类中药厚朴与凹叶厚朴、决明与小决明,来源于毛茛科植物的黄连、三角叶黄连及云南黄连的干燥根茎都当黄连用,等等。某些生长环境不同的近缘物种,其疗效亦相似,亦可作为同类中药使用,如生于淡水的蚌科动物褶纹冠蚌、三角帆蚌和生于咸水的珍珠贝科动物马氏珍珠贝功效相似。随着中药研究的系统发展和对中药功效认知的逐步深入,有一些中药从多基原中独立出来,另立新名,如葛根与粉葛;还有一些中药由于品质优于其余基原中药,而另立新名,如霍山石斛。除《中华人民共和国药典》以外,部颁标准及地方标准中收载的品种,也是一定程度上对传统中药基原的补充。

现代药理研究证明,多基原中药的各基原各品种之间,功效确有许多相似之处。如中国中医科学院中药研究所副所长杨洪军等于《论基于亲缘关系的

中药药性研究》中,将药用植物的亲缘关系与传统中药药性相结合,在科属的分类单元内,以具有相同药性的中药为研究对象,寻求药理活性的共同点,发现中药的性味和功效具有共同之处。生物亲缘关系相近,多含有相似的成分,因而具有相似的药理作用。一方水土养育一方生物,自然界的生物生长在一种特定的环境,在其生长过程中有的顺势生长,有的需要克服环境中的某种偏性,甚至在逆境中生存,其生存环境决定它的生理特性,最终决定了中药的药性,使其具有某种特殊功效。而一些基原相近的中药原植物,其生成、生长环境又大多相似,因而具有相同或相似的功效。

总的来说,多基原来源的同一种中药,一般含有共同的药理活性成分,所以有着相似或相同的中药功效。如:

1. 来源于姜科的植物类中药,大多具有辛温之性,具有温中散寒等功效,如砂仁、草果、干姜、益智仁等(图 4-1-1~ 图 4-1-4)。

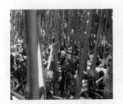 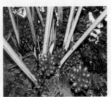 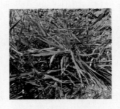 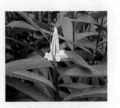

图 4-1-1 砂仁　　　图 4-1-2 草果　　　图 4-1-3 干姜　　　图 4-1-4 益智仁
　　原植物　　　　　　原植物　　　　　　原植物　　　　　　原植物

代表中药:

砂　仁　辛,温。归脾、胃、肾经。化湿开胃、温脾止泻、理气安胎。

豆　蔻　辛,温。归肺、脾、胃经。化湿行气、温中止呕、开胃消食。

草豆蔻　辛,温。归脾、胃经。燥湿行气、温中止呕。

草　果　辛、温。归脾、胃经。燥湿温中、除痰截疟。

红豆蔻　辛,温。归脾、肺经。散寒燥湿、醒脾消食。

干　姜　辛,热。归脾、胃、肾、心、肺经。温中散寒、回阳通脉、温肺化饮。

高良姜　辛,热。归脾、胃经。温胃止呕、散寒止痛。

山　奈　辛,温。归脾、胃经。行气温中、消食、止痛。

益智仁　辛、温。归脾、肾经。暖肾固精缩尿、温脾止泻摄唾。

2. 来源于芸香科的植物类中药,大多具有辛温之性,具有行气健脾等功效,如陈皮、化橘红、佛手、吴茱萸等(图 4-1-5~ 图 4-1-8)。

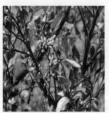
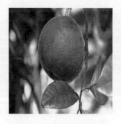
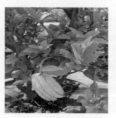
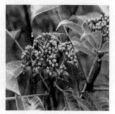

图 4-1-5　陈皮　　图 4-1-6　化橘红　　图 4-1-7　佛手　　图 4-1-8　吴茱萸
　　　原植物　　　　　　原植物　　　　　　原植物　　　　　　原植物

代表中药：

陈　皮　辛、苦,温。归脾、肺经。理气健脾、燥湿化痰。

青　皮　辛、苦,温。归肝、胆、胃经。疏肝破气、消积化滞。

化橘红　辛、苦,温。归肺、脾经。理气宽中、燥湿化痰。

枳　壳　辛、苦、酸,微寒。归脾、胃经。理气宽中、行滞消胀。

佛　手　辛、苦、酸,温。归肝、脾、胃、肺经。疏肝理气、和中止痛、燥湿化痰。

香　橼　辛、苦、酸,温。归肝、脾、肺经。疏肝理气、宽中、化痰。

吴茱萸　辛、苦,热;有小毒。归肝、脾、胃、肾经。疏肝降逆、散寒止痛、助阳
　　　　　　止泻。

3. 来源于伞形科的植物类中药,大多具有辛温之性,具有解表散寒等功效,如羌活、白芷、防风、藁本等(图 4-1-9~ 图 4-1-12)。

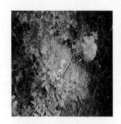
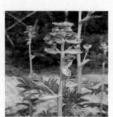

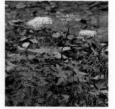

图 4-1-9　羌活　　图 4-1-10　白芷　　图 4-1-11　防风　　图 4-1-12　藁本
　　　原植物　　　　　　原植物　　　　　　原植物　　　　　　原植物

代表中药：

羌　活　辛、苦,温。归膀胱、肾经。解表散寒、祛风除湿、止痛。

独　活　辛、苦,微温。归肾、膀胱经。祛风除湿、通痹止痛、解表。

白　芷　辛,温。归肺、胃、大肠经。解表散寒、祛风止痛、宣通鼻窍、燥湿止
　　　　　　带、消肿排脓。

防 风 辛、甘，微温。归膀胱、肝、脾经。祛风解表、胜湿止痛、止痉。

藁 本 辛，温。归膀胱经。祛风散寒、除湿止痛。

小茴香 辛，温。归肝、肾、脾、胃经。散寒止痛、理气和胃。

4. 来源于五加科的植物类中药，大多具有微温之性，具有补益功效，如五加皮、三七、人参、西洋参等（图4-1-13~图4-1-16）。

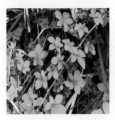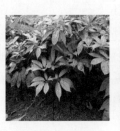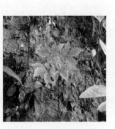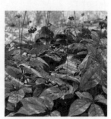

图 4-1-13 五加皮　　图 4-1-14 三七　　图 4-1-15 人参　　图 4-1-16 西洋参
　原植物　　　　　　　原植物　　　　　　　原植物　　　　　　　原植物

代表中药：

五加皮 辛、苦，温。归肝、肾经。祛风湿、补肝肾、强筋骨、利水。

三 七 甘、微苦，温。归肝、胃经。散瘀止血、消肿定痛、补气强筋。

人 参 甘、微苦，微温。归脾、肺、心、肾经。大补元气、复脉固脱、补脾益肺、生津养血、安神益智。

西洋参 甘、微苦，凉。归心、肺、肾经。补气养阴、清热生津。

竹节参 甘、微苦，微温。归肺、脾、肝经。补益肝肾、止咳祛痰、止血止痛。

5. 来源于蓼科的植物类中药，大多具有苦寒之性，具有泻热通便功效，如大黄、虎杖、酸模、何首乌等（图4-1-17~图4-1-20）。

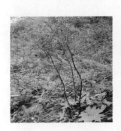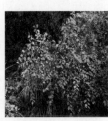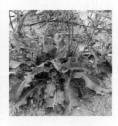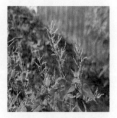

图 4-1-17 大黄　　图 4-1-18 虎杖　　图 4-1-19 酸模　　图 4-1-20 何首乌
　原植物　　　　　　　原植物　　　　　　　原植物　　　　　　　原植物

代表中药：

大 黄 苦，寒。归脾、胃、大肠、肝、心包经。泻下攻积、清热泻火、凉血解毒、逐瘀通经、利湿退黄。

虎　杖　微苦,微寒。归肝、胆、肺经。利胆退黄、清热解毒、散瘀止痛、止咳化痰、泻热通便。

土大黄　苦、辛,凉。归心、肺经。凉血止血、杀虫、通便。

酸　模　苦、涩,寒。归心、肝、大肠经。凉血止血、解毒杀虫、泻下通便。

何首乌　苦、甘、涩,微温。归肝、心、肾经。

①生何首乌:解毒消痈、截疟、润肠通便。

②制何首乌:补肝肾、益精血、乌须发、强筋骨、化浊降脂。

6. 来源于大戟科的植物类中药,大多具有苦寒之性,具有泻水逐饮功效,如京大戟、甘遂、狼毒、泽漆等(图4-1-21~图4-1-24)。

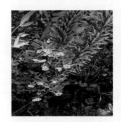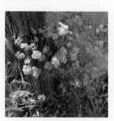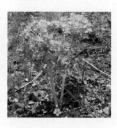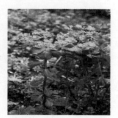

图 4-1-21　京大戟　　图 4-1-22　甘遂　　图 4-1-23　狼毒　　图 4-1-24　泽漆
原植物　　　　　　原植物　　　　　　原植物　　　　　　原植物

代表中药:

京大戟　苦,寒;有毒。归肺、脾、肾经。泻水逐饮、消肿散结。

甘　遂　苦,寒;有毒。归肺、肾、大肠经。泻水逐饮、消肿散结。

狼　毒　苦、辛,微寒;有毒。归肺、脾、肝经。泻水逐饮、破积杀虫。

泽　漆　辛、苦,微寒;有毒。归大肠、小肠、肺经。行水消肿、化痰止咳、解毒散结。

7. 来源于菊科的植物类中药,大多具有寒凉之性,具有清热等功效,如菊花、野菊花、豨莶草、大蓟等(图4-1-25~图4-1-28)。

代表中药:

菊　花　甘、苦,微寒。归肺、肝经。散风清热、平肝明目、清热解毒。

漏　芦　苦,寒。归胃经。清热解毒、消痈、下乳、舒筋通脉。

野菊花　苦、辛,微寒。归肝、心经。清热解毒、泻火平肝。

蒲公英　苦、甘,寒。归肝、胃经。清热解毒、消肿散结、利尿通淋。

千里光　苦,寒;有小毒。归肺、肝经。清热解毒、明目、利湿。

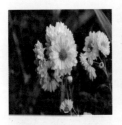 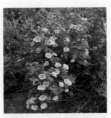 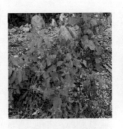 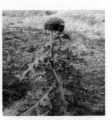

图 4-1-25　菊花　　　图 4-1-26　野菊花　　图 4-1-27　豨莶草　　图 4-1-28　大蓟
　　　原植物　　　　　　　原植物　　　　　　　原植物　　　　　　　原植物

豨莶草　辛、苦,寒。归肝、肾经。祛风湿、利关节、解毒。

茵　陈　苦、辛,微寒。归脾、胃、肝、胆经。清利湿热、利胆退黄。

小　蓟　甘、苦,凉。归心、肝经。凉血止血、散瘀消痈、解毒。

大　蓟　甘、苦,凉。归心、肝经。凉血止血、散瘀消痈、解毒。

墨旱莲　甘、酸,寒。归肝、肾经。补益肝肾、凉血止血。

8. 来源于毛茛科的植物类中药,大多具有寒凉之性,具有解毒等功效,如升麻、黄连、白头翁、天葵子等(图 4-1-29~图 4-1-32)。

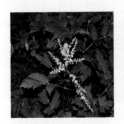 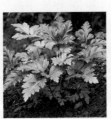 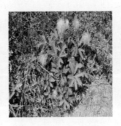 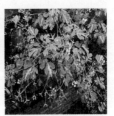

图 4-1-29　升麻　　　图 4-1-30　黄连　　　图 4-1-31　白头翁　　图 4-1-32　天葵子
　　　原植物　　　　　　　原植物　　　　　　　原植物　　　　　　　原植物

代表中药:

升　麻　辛、微甘,微寒。归肺、脾、胃、大肠经。发表透疹、清热解毒、升举阳气。

黄　连　苦,寒。归心、脾、胃、肝、胆、大肠经。清热燥湿、泻火解毒。

白头翁　苦,寒。归胃、大肠经。清热解毒、凉血止痢。

天葵子　甘、苦,寒。归肝、胃经。清热解毒、消肿散结。

赤　芍　苦,微寒。归肝经。清热凉血、散瘀止痛。

牡丹皮　苦、辛,微寒。归心、肝、肾经。清热凉血、活血化瘀。

京菖蒲　辛,微寒。归心、肝、脾经。化痰开窍、安神、化湿醒脾、解毒。

猫爪草 甘、辛，微寒；有小毒。归肝、肺经。化痰散结、解毒消肿。

9. 来源于百合科的植物类中药，大多具有寒凉之性，具有滋阴润肺功效，如知母、麦冬、百合、黄精等（图 4-1-33~ 图 4-1-36）。

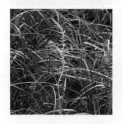 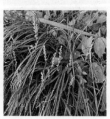 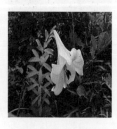 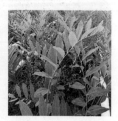

图 4-1-33　知母　　图 4-1-34　麦冬　　图 4-1-35　百合　　图 4-1-36　黄精
原植物　　　　　原植物　　　　　原植物　　　　　原植物

代表中药：

知　母 甘、苦，寒。归肺、胃、肾经。清热泻火、滋阴润燥。

麦　冬 甘、微苦，微寒。归心、肺、胃经。养阴润肺、益胃生津、清心除烦。

天　冬 甘、苦，寒。归肺、肾经。养阴润燥、清肺生津。

百　合 甘，寒。归肺、心经。养阴润肺、清心安神。

黄　精 甘，平。归脾、肺、肾经。补气养阴、健脾、润肺、益肾。

玉　竹 甘，微寒。归肺、胃经。养阴润燥、生津止渴。

10. 来源于禾本科的植物类中药，大多具有寒凉之性，具有清热利水等功效，如芦根、淡竹叶、薏苡仁、白茅根等（图 4-1-37~ 图 4-1-40）。

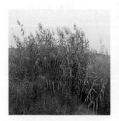 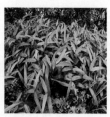 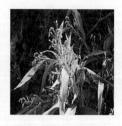 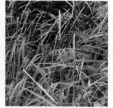

图 4-1-37　芦根　　图 4-1-38　淡竹叶　　图 4-1-39　薏苡仁　　图 4-1-40　白茅根
原植物　　　　　原植物　　　　　原植物　　　　　原植物

代表中药：

芦　根 甘，寒。归肺、胃经。清热泻火、生津止渴、除烦、止呕、利尿。

淡竹叶 甘，寒。归心、肺、胃、膀胱经。清热泻火、除烦止渴、利尿通淋。

薏苡仁 甘、淡,凉。归脾、胃、肺经。利水渗湿、健脾止泻、除痹排脓、解毒散结。

玉米须 甘、淡,平。归膀胱、肝、胆经。利尿消肿、利湿退黄。

白茅根 甘,寒。归肺、胃、膀胱经。凉血止血、清热利尿。

二、从植物类中药取材部位看,药用部位相同,其器官功能相同,功效亦有相同之处

中药的多部位综合利用历史悠久,从古至今利用最彻底的莫过于桑,其每个药用部分都能印证天人相应的中医药思维。如桑叶,叶类中药多具有清肺泻热之效,故可疏散风热、清肺润燥;桑枝"藤蔓之属,皆可通经入络",故可祛风湿、利关节;桑椹子,果实、种子类中药多具有收涩、补益之性,故可滋阴补血、生津润燥、清肝明目;桑白皮,皮类中药多具有走表利水之效,故可泻肺平喘、利水消肿。如桑耳,张璐于《本经逢原》中云:"桑耳,善祛子脏中风热,不但主漏下血病,并可以治寒热积聚,积聚去,不难成孕。"《神农本草经》专取:"黑者达肾,赤者走肝,补中寓泻,泻中寓补之机,具见言外矣。其黄熟陈白者,止久泄,益气。金色者,治癖饮积聚,及肠风泻血,衄血,五痔下血,血痹虚劳,咽喉痹痛,一切血症咸宜用之。"值得一提的是,整个生物链上的桑寄生、桑黄、僵蚕、蚕沙、蝉蜕等均与桑树相关,且这些中药均有较高的药用价值。

如果在中药使用过程中只利用其中某一药用部位,而抛弃其他部位,势必造成大量的中药资源浪费。随着中药研究的不断深入,越来越多地发现有些中药除了传统的药用部位外,其他部位也具有很高的药用价值。如果进行全面的综合开发利用,可大大提高该中药的经济价值,如人参、西洋参,过去只用其根,现代研究表明,其茎叶、种皮都含有大量的人参皂苷,可作为提取人参皂苷的原料;红豆杉最初采用树皮提取紫杉醇,后期研究发现,其叶的紫杉醇含量与皮部相当,甚至紫杉醇前体化合物含量远高于皮部,可作为提取或合成紫杉醇的原料,且叶的再生能力明显强于树皮。因此,有必要对大宗贵重中药的其他药用部位进行深入研究,达到物尽其用。中药的综合利用包括各药用部位的综合利用、同一药用部位不同有效成分的综合利用和同一有效成分的多产品综合开发利用。中药资源是中药科研、中药生产和中成药生产的前提和保障,没有丰富的中药资源,中药研究和中药生产都将成为无米之炊、无源之水。中药资源是有限的,只有利用好这有限的资源,才能更好地为人民健康事业和我国国民经济服务,因此中药资源特别是大宗名贵中药野生资源的保护,

对中药行业的可持续发展起着举足轻重的作用。加强中药的综合利用,达到物尽其用,使有限的中药资源创造最大的价值,也是保护中药资源的重要组成部分。

中药种类众多,药用器官各异,在认知其药性的过程中,往往通过取象思维来进行归纳与总结。不同植物同一药用部位由于具有相似的形质,其药性表现有一定规律可循。如根及根茎类中药,取自植物的地下部分,一方面,根吸收了地之阴寒之气,故而寒凉者居多,因而多有清热之作用;另一方面,大多数根类中药多为多年生植物,根部贮藏了大量的营养成分,因而多具补益作用。茎是连接植物根与叶、花、果实的部分,起着输送、传导作用,多具通达、行运之功,因而大多藤茎类中药具有祛风除湿、舒筋活络的作用。植物的皮部位于植物器官外表皮如人之皮肤,因而大多皮类中药具有走表利水的功效。植物的叶多伸展向上,质地较轻,多有上行向外透发之功,因而大多叶类中药具有清肺泻热等功效。植物的花大多香气四溢、清新怡人,因而大多花类中药具有疏肝、理气等功效。果实类中药一般采收期在未成熟时或近成熟时,其时含有大量的有机酸和鞣质,因而大多果实类中药具有收涩的功效。种子类中药营养丰富,对虚证有明显疗效,因而大多种子类中药具有补益的功效;因其含有大量的植物脂肪,故又有润下的作用。全草类中药大多数为高等被子植物,进化完全,对自然环境适应能力强,尤其对热邪抵御能力强,因而全草类中药大多具有清热解毒的作用。

唐宗海于《本草问答》中自问答云:"药有用根、用苗、用首、用尾、用节、用芽、用刺、用皮、用心、用汁、用筋、用瓤、其用不同,请详言之。答云:此无他意,只取药力专注处,以与病相得而已。"故"只取药力专注处,以与病相得"便是中药选取药材部位的依据。

总的来说,不同中药同一药用部位因其植物器官的生理特点和作用及生长环境的相同或类似,一般有着相似或相同的功效。

1. 根及根茎类中药

根及根茎类中药药用部位为植物的根或以根为主带有部分根茎或地上茎残基的部分。根及根茎类中药按其本身器官的生理功能,一般有"泻"有"补"。

(1)天地阴阳,自有法道,天为阳,地为阴,根及根茎类中药经年累月,蕴藏着地的阴寒之气。植物的根及根茎多为植物体的地下部分,是维管植物长期适应陆地生活而逐渐进化生长形成的在土壤中的一个营养器官,具有向地性、向湿性、背光性等生长特点,具有吸收、固着、贮藏功能,能锚定植物、吸收输导土壤中的水分及养分。植物的根深藏地下，尤其喜欢伸向水分充足、阴凉潮湿的地方，其本身可以抵御炎热环境中地上部分传来的高温，有些植物的根很苦且贮藏有大量抗热物质，也可以帮助植物抵抗酷热的生长环境。"物竞天择，适者生存"，要么顺应自然，要么对抗自然，因而必须有特定的秉性才能适应其生存，否则就要遭到自然的淘汰。

　　植物根及根茎的这些生理特点使得这类中药多具有清热功效，如柴胡、大花粉、大黄、丹参等（图 4-1-41~ 图 4-1-44）。

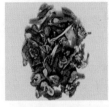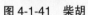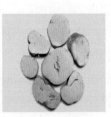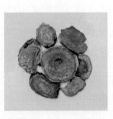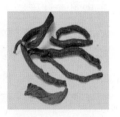

图 4-1-41　柴胡　　　图 4-1-42　天花粉　　　图 4-1-43　大黄　　　图 4-1-44　丹参

代表中药：

柴　　胡　辛、苦，微寒。归肝、胆、肺经。疏散退热、疏肝解郁、升举阳气。

葛　　根　甘、辛，凉。归脾、胃、肺经。解肌退热、透疹、生津止渴、升阳止泻、通经活络、解酒毒。

升　　麻　辛、微甘，微寒。归肺、脾、胃、大肠经。发表透疹、清热解毒、升举阳气。

知　　母　苦、甘，寒。归肺、胃、肾经。清热泻火、滋阴润燥。

天花粉　甘、微苦，微寒。归肺、胃经。清热泻火、生津止渴、消肿排脓。

芦　　根　甘，寒。归肺、胃经。清热泻火、生津止渴、除烦、止呕、利尿。

黄　　芩　苦，寒。归肺、胆、脾、大肠、小肠经。清热燥湿、泻火解毒、止血、安胎。

黄　　连　苦，寒。归心、脾、胃、肝、胆、大肠经。清热燥湿、泻火解毒。

龙　　胆　苦，寒。归肝、胆经。清热燥湿、泻肝胆火。

苦　　参　苦，寒。归心、肝、胃、大肠、膀胱经。清热燥湿、杀虫止痒、利尿。

墓头回　辛、苦，微寒。归心、肝经。清热燥湿、祛瘀止痛。

重　　楼　苦，微寒；有小毒。归肝经。清热解毒、消肿止痛、凉肝定惊。

拳　　参　苦、涩，微寒。归肺、肝、大肠经。清热解毒、消肿、止血。

板蓝根　苦，寒。归心、胃经。清热解毒、凉血利咽。

山豆根　苦,寒;有毒。归肺、胃经。清热解毒、消肿利咽。

金荞麦　微辛、涩,凉。归肺经。清热解毒、排脓祛瘀。

白头翁　苦,寒。归胃、大肠经。清热解毒、凉血止痢。

白　蔹　苦,微寒。归心、胃经。清热解毒、消痈散结、敛疮生肌。

射　干　苦,寒。归肺经。清热解毒、消痰、利咽。

漏　芦　苦,寒。归胃经。清热解毒、消痈、下乳、舒筋通脉。

北豆根　苦,寒;有小毒。归肺、胃、大肠经。清热解毒、祛风止痛。

生地黄　甘,寒。归心、肝、肾经。清热凉血、养阴生津。

玄　参　甘、苦、咸,微寒。归肺、胃、肾经。清热凉血、滋阴降火、解毒散结。

赤　芍　苦,微寒。归肝经。清热凉血、散瘀止痛。

紫　草　甘、咸,寒。归心、肝经。清热凉血、活血解毒、透疹消斑。

白　薇　苦、咸,寒。归胃、肝、肾经。清热凉血、利尿通淋、解毒疗疮。

银柴胡　甘,微寒。归肝、胃经。清虚热、除疳热。

胡黄连　苦,寒。归肝、胃、大肠经。退虚热、除疳热、清湿热。

土茯苓　甘、淡,平。归肝、胃经。解毒、除湿、通利关节。

大　黄　苦,寒。归脾、胃、大肠、肝、心包经。泻下攻积、清热泻火、凉血解毒、逐瘀通经、利湿退黄。

甘　遂　苦,寒;有毒。归肺、肾、大肠经。泻水逐饮、消肿散结。

京大戟　苦,寒;有毒。归肺、脾、肾经。泻水逐饮、消肿散结。

红大戟　苦,寒;有毒。归肺、脾、肾经。泻水逐饮、解毒散结。

商　陆　苦,寒;有毒。归肺、脾、肾、大肠经。逐水消肿、通利二便;外用解毒散结。

防　己　苦,寒。归膀胱、肺经。祛风止痛、利水消肿。

虎　杖　微苦,微寒。归肝、胆、肺经。利胆退黄、清热解毒、散瘀止痛、止咳化痰。

青木香　辛、苦,寒。入肺、胃经。行气、解毒、消肿。

地　榆　苦、酸、涩,微寒。归肝、大肠经。凉血止血、解毒敛疮。

白茅根　甘,寒。归肺、胃、膀胱经。凉血止血、清热利尿。

苎麻根　甘,寒。归心、肝、肾、膀胱经。凉血止血、安胎、清热解毒。

茜　草　苦,寒。归肝经。凉血、祛瘀、止血、通经。

丹　参　苦,微寒。归心、肝经。活血祛瘀、通经止痛、清心除烦、凉血消痈。

前　胡　苦、辛,微寒。归肺经。降气化痰、散风清热。

（2）根及根茎类中药一般以根及根茎结实、根条直顺、少分叉、粉性足的质量较好，采收季节多在秋、冬，或早春，待其生长停止、花叶凋谢的休眠期及早春发芽前采收。大部分品种春季发芽前采收为最适时期，因为初春时药用植物准备萌发，根茎部贮存的大量营养物质还没有或刚开始分解，所以有效成分含量最高，营养物质最丰富，质量最好。陶弘景于《本草经集注》中云："春初津润始萌，未充枝叶，势力淳浓"，"至秋枝叶干枯，津润归流于下"，并指出"春宁宜早，秋宁宜晚"，因为早春及深秋时植物根或根茎中有效成分含量较多，此时采收则产量和质量也都较高。

植物的根在生长过程中为适应环境，其形态和生理功能发生了特化，产生了如贮藏根、支持根、气生根、攀援根、水生根、呼吸根、寄生根等变异。大部分根具有合成植物氨基酸用来构成蛋白质的功能，还能合成生长素、生物碱等，根还具有储藏营养物质等生理功能。根及根茎类中药一般为多年生植物，经过一个个春夏秋冬的轮回，植物重新焕发力量，萌芽生长依靠的是根输送的养分及水分。根是植物的养料仓库，既负责储藏又负责供给，许多植物的根能储藏淀粉、糖类、维生素、矿物质、大量水分等，保证植物周期性生长的营养需求。植物根及根茎贮藏有丰富的营养物质和次生代谢产物，既可用来供给植物营养，亦可用来补充人体之所需，调节人体阴阳气血的盛衰，发挥补益阴阳气血的功能。

植物根的这些生理特点使得这类中药多具有补益的功效，如人参、续断、当归、南沙参等（图 4-1-45~ 图 4-1-48）。

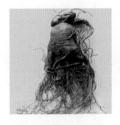 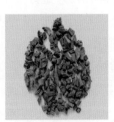 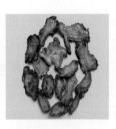 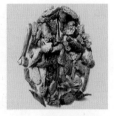

图 4-1-45　人参　　　图 4-1-46　续断　　　图 4-1-47　当归　　　图 4-1-48　南沙参

代表中药：

人　参　甘、微苦，微温。归脾、肺、心、肾经。大补元气、复脉固脱、补脾益肺、生津养血、安神益智。

党　参　甘，平。归脾、肺经。健脾益肺、养血生津。

黄　芪　甘,微温。归脾、肺经。补气升阳、固表止汗、利水消肿、生津养血、行滞通痹、托毒排脓、敛疮生肌。

山　药　甘,平。归脾、肺、肾经。补脾养胃、生津益肺、补肾涩精。

甘　草　甘,平。归心、肺、脾、胃经。补脾益气、清热解毒、祛痰止咳、缓急止痛、调和诸药。

西洋参　甘、微苦,凉。归心、肺、肾经。补气养阴、清热生津。

太子参　甘、微苦,平。益气健脾、生津润肺。

红景天　甘、苦,平。归肺、脾、心经。益气活血、通脉平喘。

白　术　甘、苦,温。归脾、胃经。健脾益气、燥湿利水、止汗、安胎。

续　断　苦、辛,微温。归肝、肾经。补肝肾、强筋骨、续折伤、止崩漏。

巴戟天　甘、辛,微温。归肾、肝经。补肾阳、强筋骨、祛风湿。

仙　茅　辛,热;有毒。归肾、肝、脾经。补肾阳、强筋骨、祛寒湿。

当　归　甘、辛,温。归肝、心、脾经。补血活血、调经止痛、润肠通便。

熟地黄　甘,微温。归肝、肾经。补血滋阴、益精填髓。

白　芍　苦、酸,微寒。归肝、脾经。养血调经、敛阴止汗、柔肝止痛、平抑肝阳。

何首乌　苦、甘、涩,微温。归肝、心、肾经。

　　　　①生何首乌:解毒消痈、截疟、润肠通便。

　　　　②制何首乌:补肝肾、益精血、乌须发、强筋骨、化浊降脂。

南沙参　甘,微寒。归肺、胃经。养阴清肺、益胃生津、化痰、益气。

北沙参　甘、微苦,微寒。归肺、胃经。养阴清肺、益胃生津。

麦　冬　甘、微苦,微寒。归心、肺、胃经。养阴清肺、益胃生津、清心除烦。

天　冬　甘、苦,寒。归肺、肾经。养阴润燥、清肺生津。

玉　竹　甘,微寒。归肺、胃经。养阴润燥、生津止渴。

黄　精　甘,平。归脾、肺、肾经。补气养阴、健脾、润肺、益肾。

2. 藤茎类中药

　　藤茎类中药药用部位大多为木本植物的茎藤、茎枝、茎刺或茎的髓部,少数为草本植物的茎藤。药用部位为木本植物茎藤的,如川木通、大血藤、鸡血藤等;药用部位为茎枝的,如桂枝、桑枝等;药用部位为茎刺的,如皂角刺;药用部位为草本植物茎藤的,如天仙藤等。

　　在植物的生长过程中,藤茎类植物茎的导管、筛管组织通导功能极其强大,长达几米甚至几十米的植物上下水分及养料的输送都要通过它来完成。

从藤茎的组织结构看,存在于植物茎的输导组织是植物体内担负物质运输的组织,其管状细胞以一定的方式彼此相连,贯穿于整个植物体内。存在于木质部的导管,通过它们将根从土壤中吸收的水分和无机盐源源不断地运送到植物的其他地上部分。存在于韧皮部的筛管,通过它们将叶的光合作用产物(有机营养物质)运送到根、茎、花和果实中去。茎藤支撑着庞大的枝叶和大量的花果在空间展布,以使植物获得充足阳光,承受了非常大的重量和压力,常年暴露在自然之中,无以遮挡,凭借着自身组织形成的支持结构,顽强抵抗着自然界的风雪雨雹、严寒酷暑。

　　植物的茎负责连接植物的根、叶、花、果,输送水分养分,因而多具通达、行运功用,且藤本类植物多喜向上攀登,生理结构质地坚韧,此类植物也具备超强的向上生长能力和抗阻挡能力,因其形多似人体的经络关节,中医临床上常"以藤达络""以枝达肢""以节达节"。倪朱谟于《本草汇言》中认为:"藤蔓之属,皆可通经入络",故"蔓藤舒筋脉,枝条达四肢"。在临证中常常发现此类中药确实有祛风湿、通关节、止痹痛的功效,更能通经引络,对于风湿类关节疼痛疾病有很好的治疗作用。李时珍于《本草纲目》中云:"藤本类中药因其轻灵",故其具备通利关节的功效。《本草纲目》云:"青风藤,散风寒湿痹之药也……正骨利髓。"因青风藤形似人体的经络关节,故具有通经活络的作用。张秉成于《本草便读》中云:"凡藤蔓之属,皆可通经入络,盖藤者缠绕蔓延,犹如网络,纵横交错,无所不至,其形如络脉。"唐宗海于《本草问答》中云:"用节者如松节,治人之骨节。"《中国药植志》载:"络石藤,祛风止痛……通络消肿。"《饮片新参》载:"鸡血藤,去瘀血,生新血,流利经脉……治风血痹症。"《湖南中药志》载:"大血藤,通经补血,强筋壮骨……治筋骨疼痛病。"《浙江中药手册》载:"海风藤,宣痹……通络舒筋。"茎在植物体中负责自上向下输导营养物质和自下向上输送水分,就如同人体的血管一样负责运输血液和氧气。故古人多认为藤类植物多绕木攀援,像人体的四肢,屈折而生,缠绕交错,弯曲细长,蔓延伸展,取类比象,将其入药,治肢体病之试用,确有其效。

　　藤茎类中药采收时节根据药用部位各有不同。不管何时采摘,都是取其药效最佳的阶段适时采收。

　　藤茎植物的这些生理特点使得这类中药多具有通络止痛功效,如桂枝、桑寄生、络石藤、鸡血藤等(图 4-1-49~ 图 4-1-52)。

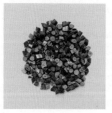
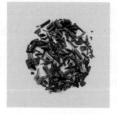
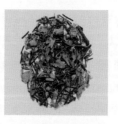
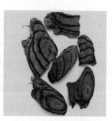

图 4-1-49　桂枝　　图 4-1-50　桑寄生　　图 4-1-51　络石藤　　图 4-1-52　鸡血藤

代表中药：

桂　枝　辛、甘,温。归心、肺、膀胱经。发汗解肌、温通经脉、助阳化气、平冲降逆。

忍冬藤　苦,微寒。归肺、胃经。清热疏风、通络止痛。

大血藤　苦,平。归大肠、肝经。清热解毒、活血、祛风止痛。

桑寄生　苦、甘,平。归肝、肾经。祛风湿、补肝肾、强筋骨、安胎元。

络石藤　苦,微寒。归心、肝、肾经。祛风通络、凉血消肿。

青风藤　苦、辛,平。归肝、脾经。祛风湿、通经络、利小便。

海风藤　辛、苦,微温。归肝经。祛风除湿、通经络、止痹痛。

桑　枝　微苦,平。归肝经。祛风湿、利关节。

鸡矢藤　甘、酸,平。归心、肝、脾、肾经。祛风利湿、消食化积、止咳、止痛。

穿根藤　苦、辛,平。归肺、心、肝经。祛风湿、壮筋骨、止痛消肿。

丁公藤　辛,温;有小毒。归肝、脾、胃经。祛风除湿、消肿止痛。

天仙藤　苦,温。归肝、脾、肾经。行气活血、通络止痛。

黑血藤　涩,凉。归肝、肾经。清肺止咳、舒筋活血。

首乌藤　甘,平。归心、肝经。养血安神、祛风通络。

鸡血藤　苦、甘,温。归肝、肾经。活血补血、调经止痛、舒筋活络。

3. 皮类中药

皮类中药药用部位是裸子植物或被子植物(其中主要是双子叶植物)的茎干、枝和根的形成层以外部分。

植物的皮由外向内包括周皮、皮层、初生和次生韧皮部等部分,人的皮肤由表皮、真皮、皮下组织构成。植物的皮部是植物体各部分最外面的一层细胞,宛如人体皮肤是人体最外层的保护器官一样,植物的皮对根、叶、花、果、种子等具有保护功能。"以皮治皮"一词最早源于李时珍的《本草纲目》,根据植物皮的保护功能，中医"以皮治皮"治疗人体皮肤疾患，用加工处理过的动植物的皮作为中药，来治疗皮肤相关的疾病，是"取象比类"理论指导下的又一临床应用。周身皮肤，相互紧密结合，动植物皮同人体体表皮肤一样，能抵抗邪气、固卫肌表、维持生命活动的稳定。中医学认为，外邪首先侵袭的是肺，而肺在体表合皮毛，病位在皮肤，可借助"以皮治皮"的方法治疗。《黄帝内经》中云："风邪客于肌中，则为痒也。"即动植物的皮能够祛风清热、息风清热。甄权于《药性论》中云："白鲜皮，治一切热毒风……疥癣赤烂"，《本草纲目》云："蝉蜕，治头风眩晕，皮肤风热……破伤风"，故其具有祛除疮痘、缓解皮肤瘙痒的功效。缪希雍于《本草经疏》中云："蛇蜕，入肝而辟恶……皆肝经为病，蛇蜕能引诸药入肝散邪。"赵其光于《本草求原》中云："石榴皮，洗斑疗癫。"如黄柏清热燥湿、泻火除蒸、解毒疗疮，用于疮疡肿毒、带下阴痒、脚气痿躄、湿疹湿疮等；牡丹皮清热凉血、活血化瘀，用于温毒发斑、痈肿疮毒等；白鲜皮清热燥湿、祛风解毒，用于湿热疮毒、黄水淋漓、湿疹风疹、疥癣疮癞等；苦楝皮杀虫疗癣，用于外治疥癣瘙痒；海桐皮祛风湿、通络止痛、杀虫止痒，外用治疗疥癣、湿疹；土荆皮杀虫疗癣止痒，用于疥癣瘙痒；椿皮清热燥湿涩肠、止泻止血杀虫，用于疥癣作痒。

　　多数树皮可见到皮孔，植物表皮除一般表皮细胞外，还有气孔（器）和毛等附属物，起着气体交换和呼吸作用。而人的皮肤附属器有汗腺、毛孔、皮脂腺等。植物根中具有吸收功能的表皮，其细胞外壁的表面覆盖着一层脂肪性物质——角质膜（又称角质层），角质膜具有保护功能，可限制植物体内的水分丧失，抵抗微生物的侵袭。于人体而言，表皮由外向内分为角质层、透明层、颗粒层、有棘层、基底层，角质层是物质透皮吸收的主要屏障，是皮肤吸收极为重要的部分。从人的皮肤构造，如汗孔开阖，可行水液排泄，继而联想到植物皮部的层层构造可使它进行植物体皮部的水道通调，把不正常的水液进行疏通排泄，维持调节植物体腠理开泄而利水走表。中医"以皮治皮"，正是基于这个原理。

　　树皮和根皮类中药通常在春、夏季节植物生长旺盛，植物体内浆液充足时采收，此时药性较强，疗效较高，并容易剥离，如黄柏、厚朴等树皮。有些植物药用部位为根皮，则以秋后采取为宜，如桑白皮、苦楝根皮、地骨皮等。

　　植物皮的这些生理特点使得这类中药多具有燥湿止痒、利水消肿功效，如黄柏、白鲜皮、大腹皮、茯苓皮等（图4-1-53～图4-1-56）。

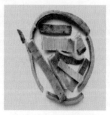
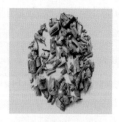
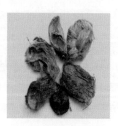
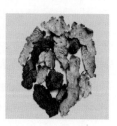

图 4-1-53　黄柏　　　图 4-1-54　白鲜皮　　　图 4-1-55　大腹皮　　　图 4-1-56　茯苓皮

代表中药：

黄　柏　苦,寒。归肾、膀胱经。清热燥湿、泻火除蒸、解毒疗疮。

白鲜皮　苦,寒。归脾、胃、膀胱经。清热燥湿、祛风解毒。

椿　皮　苦、涩,寒。归大肠、胃、肝经。清热燥湿、收涩止带、止泻、止血。

牡丹皮　苦、辛,微寒。归心、肝、肾经。清热凉血、活血化瘀。

地骨皮　甘,寒。归肺、肝、肾经。凉血除蒸、清肺降火。

五加皮　辛、苦,温。归肝、肾经。祛风湿、补肝肾、强筋骨、利水。

香加皮　辛、苦,温;有毒。归肝、肾、心经。利水消肿、祛风湿、强筋骨。

海桐皮　苦、辛,平。归肝经。祛风湿、通经络、杀虫止痒。

冬瓜皮　甘,凉。归脾、小肠经。利水消肿、清热解暑。

大腹皮　苦,微温。归脾、胃、大肠、小肠经。行气宽中、行水消肿。

扁豆衣　甘,微凉。归脾、胃经。健脾化湿利水。

茯苓皮　甘、淡,平。归心、脾、肾经。利水消肿。

生姜皮　辛,凉。归脾、肺经。行水消肿。

桑白皮　甘,寒。归肺经。泻肺平喘、利水消肿。

合欢皮　甘,平。归心、肝、肺经。解郁安神、利水消肿。

苦楝皮　苦,寒;有毒。归肝、脾、胃经。杀虫、疗癣。

土荆皮　辛,温;有毒。归肺、脾经。杀虫、疗癣、止痒。

4. 叶类中药

叶类中药药用部位多为完整而已长成的干燥叶。

植物的叶为植物的呼吸器官,在植物的生长过程中,担负着重要的使命,植物和动物一样,都需要呼吸。如同人的肺脏呼吸,吸进氧气,呼出二氧化碳,一进一出,从而宣调肺气、散邪气。植物叶上的气孔像动物的鼻孔和嘴巴一样,空气可以从气孔进进出出。吸进来的气体可以扩散到植物的各个部位,以满足生长的需求。植物通过叶片上的气孔从空气中吸入二氧化碳,通过根从土壤中吸收水分,然后把水分输送给叶片。二氧化碳和水分在叶绿体中相遇,在阳光的照射下转化成淀粉等营养物质,供植物生长繁育。

　　植物的叶还有一个重要的作用即蒸腾作用,植物体内的水分以气体形式通过叶表面的气孔蒸发。在植物生命过程,叶的作用是对水分吸收和运输的一个主要动力,特别是高大的植物,假如没有蒸腾作用,由蒸腾拉力引起的吸水过程便不能产生,植株较高的部分便无法获得水分。蒸腾作用带走了大量热能,降低了叶子的表面温度,从而调节了整株植物体的体温,尤其在炎热的夏季,避免了植物的高温灼伤。叶不仅有光合、呼吸、蒸腾等生理作用,枝叶繁茂的植物亦可挡风遮雨;肺为华盖,在五脏六腑中居于高位,可以在气的作用下将水液敷布全身,既能调节气机,又能通调水道。总的来说,人类肺的功能与植物叶的功能极为相似。

　　叶类中药通常在植物生长最旺盛的时期,花将开放或盛开而果实尚未成熟时采收。此时植株已经完全长成,光合作用旺盛,有效成分含量最高,性全味壮,药力雄厚,如大青叶、紫苏叶等。此外,有些特定的品种,如霜桑叶,则须在深秋或初冬经霜后采收。

　　植物叶的这些生理特点使得这类中药多具有清肺泻热功效,且这些叶类中药大多具苦寒之性,如桑叶、竹叶、石韦、枇杷叶等(图4-1-57~图4-1-60)。

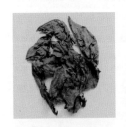 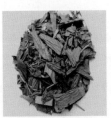 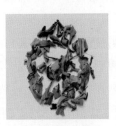 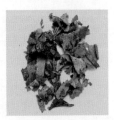

图4-1-57　桑叶　　图4-1-58　竹叶　　图4-1-59　石韦　　图4-1-60　枇杷叶

　　代表中药:

桑　叶　甘、苦,寒。归肺、肝经。疏散风热、清肺润燥、清肝明目。

竹　叶　甘、淡,寒。归心、肺、胃、小肠经。清热泻火、除烦止渴、利尿通淋。

枸骨叶　苦,凉。归肝、肾、肺经。清热养阴、益肾平肝。

荷　叶　苦,平。归肝、脾、胃、肺经。清暑化湿、升发清阳、凉血止血。

石　韦　甘、苦,微寒。归肺、膀胱经。利尿通淋、清肺止咳、凉血止血。

侧柏叶　苦、涩,寒。归肺、肝、脾经。凉血止血、化痰止咳、生发乌发。

枇杷叶　苦,微寒。归肺、胃经。清肺止咳、降逆止呕。

银杏叶　甘、苦、涩,平。归心、肺经。活血化瘀、通络止痛、敛肺平喘、化浊降脂。

人参叶　苦、甘,寒。归肺、胃经。补气、益肺、祛暑、生津。

5. 花类中药

花类中药药用部位为完整的花、花序或花的某一部分。

地球上分布最广、种类最多的植物是被子植物,也叫显花植物、有花植物,它们拥有真正的花,这些美丽的花是它们繁殖后代的重要器官,也是它们区别于裸子植物及其他植物的显著特征。它们形态各异,包括高大的乔木、矮小的灌木及一些草本植物。大多数植物都是通过开花、传粉、受精等来完成其生殖过程的。

对于高等植物而言,种子便是其下一代。无论是两性花还是单性花,无论是雌雄同株还是雌雄异株,在其自然生长中,其生殖过程都离不开传粉、受精,尤其传粉过程,必须借助外力,如风或昆虫,故花又有风媒花和虫媒花之分。风媒花的花被小或退化,不具鲜艳的颜色,也无蜜腺和香气;花粉轻、光滑而干燥,数量大,易被风吹送。虫媒花花大,花被具有鲜艳的颜色,有芳香的气味和蜜腺,蜜腺能够分泌甘甜的花蜜,有利于招引昆虫,昆虫在采蜜的同时可以帮助植物完成传粉。从许多花朵的形状、颜色、气味等可以推测,一开始花就将其他动物包含进了其生殖的过程中。植物繁殖本身不需要花具有鲜艳的颜色、特异的气味和明显的形状,但其自身不能完成传粉受精过程,没有鲜艳的颜色、特异的气味和明显的形状,吸引不了昆虫为其传粉,除非能提供给它们一些好处,故而植物在漫长的进化过程中,总是在不断变化颜色、气味、形状,招蜂引蝶,借其传粉,以利于自身的生存繁衍。正如杜甫《江畔独步寻花》:"黄四娘家花满蹊,千朵万朵压枝低,留连戏蝶时时舞,自在娇莺恰恰啼。"这里的蝴蝶飞舞就是说昆虫在取食花蜜,同时在传授花粉。

花又是显花植物的重要器官之一,乃天地间的精灵,秉天地之阳气,对于人类或有灵性的动物类来说,是一种美好的事物,奇巧的花貌、艳丽的花朵、馥郁的花香,既能招蜂引蝶,又能让人流连忘返。人们看到千姿百态、五颜六色的花卉,闻着芬芳馥郁、沁人心脾的花香,就会觉得特别兴奋、愉悦,一切忧愁都可以抛却脑后。逢年过节,婚庆喜事,花卉是不可或缺的物品,因为它能给人带来快乐。我国自古就有"赏花"的传统游艺。由于花能怡情遣兴,而"赏"又会在人们的心灵深处获得美的感受,因而也就使人在赏花的过程中产生一种高尚的心灵感应。清代吴师机于《理瀹骈文》中云:"七情之病也,看花解闷,听曲消愁,有胜于无药者也矣。"

现代研究证实:花香是指开花植物从花部各器官挥发出的小分子、低沸点、能够被人类嗅觉器官检测到,并产生愉悦感受的挥发性混合物。基于"看花解闷"等这些日常生活经验的体悟与感知,古人从众多的花卉中,筛选出了具有疏肝解郁之功的中药。如萱草、合欢花、绿萼梅、代代花、玫瑰花、佛手花、茉莉花、月季花、素馨花等。葛花、旋覆花的升清降浊,扁豆、厚朴花的化湿和胃,砂仁花、豆蔻花的理气和中,甚至连辛夷的芳香理气、开窍利鼻,菊花的清解郁热等,都可以看作"花能解郁"的具体例证。

花类中药有的采收完整的花,有已经开放的,如洋金花、红花等;有尚未开放的花蕾,如丁香、金银花、辛夷、槐米等。有的药用花序,未开放的花,如款冬花、密蒙花等;有的是带花的果穗,如夏枯草、荆芥穗等。有的药用部位仅为花的某一部分,如西红花系柱头,莲须系雄蕊,玉米须系花柱,松花粉、蒲黄等则为花粉粒等。

植物花的这些生理特点使得这类中药多具有理气疏肝功效,花类中药多归肝经,可调肝经,兼能升浮解郁,如厚朴花、玫瑰花、合欢花、西红花等(图4-1-61~图4-1-64)。

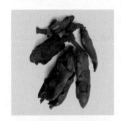 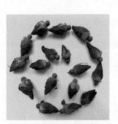 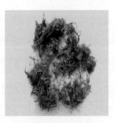 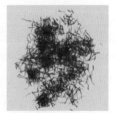

图 4-1-61 厚朴花　　图 4-1-62 玫瑰花　　图 4-1-63 合欢花　　图 4-1-64 西红花

代表中药:

辛　夷　辛,温。归肺、胃经。散寒解表、宣通鼻窍。

菊　花　甘、苦,微寒。归肺、肝经。疏散风热、平抑肝阳、清肝明目、清热解毒。

谷精草　辛、甘,平。归肝、肺经。疏散风热、明目退翳。

密蒙花　甘,微寒。归肝经。清热泻火、养肝明目、退翳。

金银花　甘,寒。归肺、心、胃经。清热解毒、疏散风热。

厚朴花　苦,微温。归脾、胃经。芳香化湿、理气宽中。

玫瑰花　甘、微苦,温。归肝、脾经。行气解郁、和血止痛。

绿萼梅　微酸,平。归肝、胃、肺经。疏肝和中、化痰散结。

月季花　甘,温。归肝经。活血调经、疏肝解郁、消肿止痛。

西红花　甘,平。归心、肝经。活血化瘀、凉血解毒、解郁安神。

合欢花　甘,平。归心、肝经。舒郁、理气、安神、活络。

百合花　甘、苦,微寒。归心、肺经。清热润肺、宁心安神。

6. 果实类中药

果实类中药如要用其收涩之性应以未成熟果或幼果采收较好。

果实是植物界进化到一定阶段才出现的。当中生代裸子植物在地球上占优势时,其种子尚没有果皮包裹。如银杏的种子俗称"白果",但它并不是果实,而是种子。到了新生代,被子植物大量出现,它们的种子包藏在果皮内,这对种子是一种良好的保护结构,同时对种子的传播也具有重要意义。这也是新生代以来被子植物在地球上占绝对优势的重要原因之一。

植物开花结果是一个生命的孕育过程,其所含的成分是一个符合自然规律的动态的变化过程,有机酸、鞣质及糖分的合成在各个生长时期是不同的,果实类一般多由涩到酸再到甘甜,如树上的橘青涩,快成熟时变为酸,最后成熟了才开始变甜。如果要取果实类中药的收涩之性,其最好的采收期应该是未成熟期。东汉王充于《论衡·言毒》中云:"万物之生,皆禀元气。"又如北宋张载于《正蒙》中云:"太虚无形,气之本体,其聚其散,变化之客形尔。"就中药而言,古人依"元气论"认为中药的药性来源于天地,取之于四时之气,并主要从中药生成生长禀受的角度对药性进行阐述。

植物果实的这些生理特点使得这类中药多具有收涩之功,如石榴皮、金樱子、覆盆子、碧桃干等(图 4-1-65~ 图 4-1-68)。

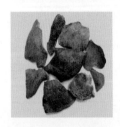 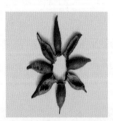 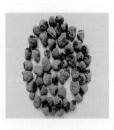 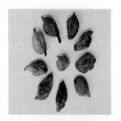

图 4-1-65　石榴皮　　图 4-1-66　金樱子　　图 4-1-67　覆盆子　　图 4-1-68　碧桃干

代表中药：

五味子　酸、甘，温。归肺、肾、心经。收敛固涩、益气生津、补肾宁心。

乌　梅　酸、涩，平。归肝、脾、肺、大肠经。敛肺、涩肠、生津、安蛔。

罂粟壳　酸、涩，平；有毒。归肺、大肠、肾经。敛肺、涩肠、止痛。

诃　子　苦、酸、涩，平。归肺、大肠经。涩肠止泻、敛肺止咳、降火利咽。

石榴皮　酸、涩，温。归大肠经。涩肠止泻、止血驱虫。

山萸肉　酸、涩，微温。归肝、肾经。补益肝肾、收涩固脱。

金樱子　酸、甘、涩，平。归肾、膀胱、大肠经。固精缩尿、固崩止带、涩肠止泻。

覆盆子　甘、酸，温。归肝、肾、膀胱经。益肾固精缩尿、养肝明目。

碧桃干　酸、苦，平。归心、肝经。敛汗涩精、活血止血、止痛。

7. 种子类中药

种子类中药药用部位大多为植物的成熟种子。种子类中药按其本身器官的生理功能，一般有"补"有"泻"。

（1）植物是有生命的物质，繁殖是它的重要生命现象之一。植物的生命进程中，其繁殖方式分有性繁殖和无性繁殖，有性繁殖是植物自然繁殖的基本方式；无性繁殖又称营养繁殖或人工繁殖，是利用营养器官的再生能力繁殖后代的方式，如分离繁殖、分蘖繁殖、扦插繁殖、嫁接繁殖、压条繁殖、组织培养等。

高等植物自然繁殖大多以种子繁殖的形式。种子植物在自然繁殖的过程中，种子必须蕴含一定的能量元素，才能满足下一代萌发、生长所需的能量。事实亦如此，种子是植物新生命之本，是植物能量最高的一部分，种子在萌发的过程中，会爆发出巨大的力量，如岩上生花，就是种子扎根岩缝中，突破坚硬的石块，发育长大开花绽放，可见种子的能量之强。种子能为下一代提供大量的营养，如脂肪、淀粉、氨基酸等，食用某些种子或带果实的种子亦可以为人体增加一定的能量，即为人体提供"滋补"之效，故而"子能补益"，如枸杞子、桑椹子、女贞子等补阴药，菟丝子、益智仁、核桃仁、韭菜子、沙苑子、胡芦巴等补阳药，白扁豆等补气药，黑芝麻等补血药。而种子是植物赖以繁衍后代的繁殖器官，只要土壤、阳光、水分、氧气等自然条件适宜，种子就会发芽长大，从而繁衍后代，保持植物生命的延续性，类似人类的生殖。服用一些植物的种子有益于人类的生育繁衍，如枸杞子、菟丝子、女贞子、冬青子、芜蔚子等种子类中药，可用于治疗不孕不育症。

《丹溪心法》之五子衍宗丸即为临床治疗肝肾不足、肾虚不固之常用方。

五子衍宗丸能补肾生子,与这五味药均为种子关联紧密。李时珍于《本草纲目》中云:"益精,则苁蓉,枸杞之属。"再如女贞子、茺蔚子、覆盆子、沙苑子、胡桃仁、黑芝麻等,常用于肝肾阴亏、头目失养之头昏耳鸣、须发早白、眼目昏花、视物不清及肾阴不足之消渴证。

　　种子类中药应在种子完全发育成熟、籽粒饱满、有效成分含量高时采收。

　　植物种子的这些生理特点使得这类中药多具有补益功效,如白扁豆、沙苑子、菟丝子、莲子等(图 4-1-69~ 图 4-1-72)。

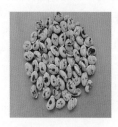 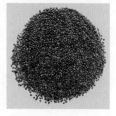 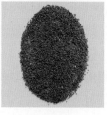 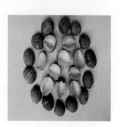

图 4-1-69　白扁豆　　　图 4-1-70　沙苑子　　　图 4-1-71　菟丝子　　　图 4-1-72　莲子

　　代表中药:

白扁豆　甘,微温。归脾、胃经。健脾化湿、和中消暑。

沙苑子　甘,温。归肝、肾经。补益肝肾、固精缩尿、养肝明目。

菟丝子　辛、甘,平。归肝、肾、脾经。补益肝肾、固精缩尿、明目、止泻、安胎;
外用消风祛斑。

黑芝麻　甘,平。归肝、肾、大肠经。补肝肾、益精血、润肠燥。

核桃仁　甘,温。归肾、肺、大肠经。补肾、温肺、润肠。

胡芦巴　苦,温。归肾经。温肾助阳、散寒止痛。

韭菜子　辛、甘,温。归肝、肾经。温补肝肾、壮阳固精。

芡　实　甘、涩,平。归脾、肾经。益肾固精、补脾止泻、除湿止带。

莲　子　甘、涩,平。归脾、肾、心经。补脾止泻、止带、益肾固精、养心安神。

　　(2)种子与人类的生活有极其紧密的关系,如水稻、小麦、玉米等禾谷类作物的种子,是我们生活上不可或缺的粮食;油料植物中油菜、大豆、花生、油茶等种子可榨出食用油。种子为植物繁殖下一代提供大量营养物质,如脂肪、淀粉、氨基酸等,同样能为人体提供能量,但在一定情况下,其富含的大量植物脂肪反而会产生润肠的作用。在日常生活现象的启示下,古人将部分含有油脂的植物种子筛选出来,这就成了润肠通便药。清代汪绂于《医林纂要探源》

中云:"凡用子、用仁,皆有润意。"

　　植物种子的这些生理特点使得这类中药多具有润下功效,如决明子、郁李仁、苦杏仁、黑芝麻等(图 4-1-73~ 图 4-1-76)。

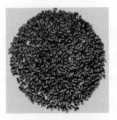 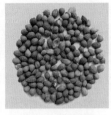 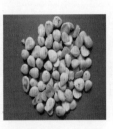 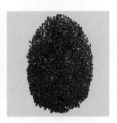

图 4-1-73　决明子　　图 4-1-74　郁李仁　　图 4-1-75　杏仁　　图 4-1-76　黑芝麻

　　代表中药:

胖大海　甘,寒。归肺、大肠经。清热润肺、利咽开音、润肠通便。

决明子　甘、苦、咸,微寒。归肝、大肠经。清热明目、润肠通便。

牵牛子　苦,寒;有毒。归肺、肾、大肠经。泻水通便、消痰涤饮、杀虫攻积。

千金子　辛,温;有毒。归肝、肾、大肠经。泻下逐水、破血消癥;外用疗癣蚀疣。

巴　豆　辛,热;有大毒。归胃、大肠经。峻下冷积、逐水退肿、豁痰利咽;外用蚀疮。

火麻仁　甘,平。归脾、胃、大肠经。润肠通便。

郁李仁　辛、苦、甘,平。归脾、大肠、小肠经。润肠通便、下气利水。

松子仁　甘,微温。归肝、肺、大肠经。润燥滑肠、养血、祛风。

冬葵果　甘,寒。归大肠、小肠、膀胱经。利水通淋、下乳消胀、润肠通便。

桃　仁　苦、甘,平。归心、肝、大肠经。活血祛瘀、润肠通便、止咳平喘。

瓜蒌子　甘,寒。归肺、胃、大肠经。润肺化痰、滑肠通便。

苦杏仁　苦,微温;有小毒。归肺、大肠经。降气止咳平喘、润肠通便。

紫苏子　辛,温。归肺经。降气化痰、止咳平喘、润肠通便。

柏子仁　甘,平。归心、肾、大肠经。养心安神、润肠通便、止汗。

核桃仁　甘,温。归肾、肺、大肠经。补肾、温肺、润肠。

黑芝麻　甘,平。归肝、肾、大肠经。补肝肾、益精血、润肠燥。

桑　椹　甘,寒。归心、肝、肾经。滋阴补血、润肠、生津。

8. 全草类中药

全草类中药药用部位是草本植物新鲜或干燥的全体、地上部分或地上某一部分。根据采收期的不同，有的不同程度地带有植物的茎、叶、花、根等多个器官。

植物在自然适应过程中，总是在不断进化，自新生代以来，被子植物在地球上占据绝对优势，现知被子植物共 1 万多属，约 20 余万种，占植物界的一半，中国有 2 700 多属，约 3 万种。被子植物又名绿色开花植物，在分类学上常称为被子植物门，是植物界最高级的一类，是地球上最完善、适应能力最强、出现得最晚的植物。被子植物能有如此众多的种类，有极其广泛的适应性，这与它的结构复杂化、完善化密不可分，特别是繁殖器官的结构和生殖过程的特点，为其提供了适应、抵御各种自然环境的内在条件，使它在生存竞争、自然选择的矛盾斗争过程中，不断产生新的变异，产生新的物种。与其他植物类群相比，被子植物的生长习性和形态结构也更加多样化，繁殖器官和生殖过程进一步特化，使被子植物对地球上的各种生态环境具有更强的适应能力，对自然的外邪有一定的抵御能力，完全遵循自然的优胜劣汰法则。

自然环境包括自然气候和地理环境，对人体生理及病理都会产生影响。如天暑衣厚，则汗多而尿少；天寒衣薄，则尿多而汗少。又如长期居住某地的人迁居异地，常出现"水土不服"现象，但会逐渐适应，说明地域环境对人体生理有一定影响，而人体也渐渐具有适应自然环境的能力。同样，全草类中药大多数为被子植物，对地球上的各种生态环境具有强大的适应能力。在酷热环境中生存的植物，整体协调水分吸取、疏导、蒸腾散发的功能强大，大部分草类植物虽然对环境的适应能力较强，但一般因自身的寒性本质，耐热不耐寒，对热邪的抵御能力强，对寒邪的抵御能力较弱。气候的四季更替最明显的是温带地区，夏天植物生长茂盛，冬天一般枯萎凋零，就是这个原因。

全草或全株类中药通常在植物生长最旺盛的时期，花将开放或盛开而果实尚未成熟时采收，此时性味全壮，药力雄厚，如益母草、车前草等。对于大的草本植物，常割取地上部分，小的草本植物，常连根拔起全株。

植物的这些生理特点使得这类中药多具有清热解毒功效，大多性质寒凉，少数平而偏凉，味多苦或辛或甘，如鱼腥草、车前草、大蓟、益母草等（图 4-1-77~图 4-1-80）。

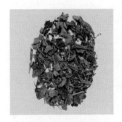 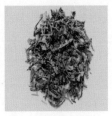 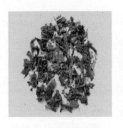 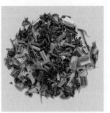

图 4-1-77　鱼腥草　　图 4-1-78　车前草　　图 4-1-79　大蓟　　图 4-1-80　益母草

代表中药：

鹅不食草	辛,温。归肺经。发散风寒、通鼻窍、止咳、解毒。
木 贼	甘、苦,平。归肺、肝经。疏散风热、明目退翳。
谷精草	辛、甘,平。归肝、肺经。疏散风热、明目退翳。
鸭跖草	甘、淡,寒。归肺、胃、小肠经。清热泻火、解毒、利水消肿。
蒲公英	苦、甘,寒。归肝、胃经。清热解毒、消肿散结、利尿通淋。
紫花地丁	苦、辛,寒。归心、肝经。清热解毒、凉血消肿。
鱼腥草	辛,微寒。归肺经。清热解毒、消痈排脓、利尿通淋。
败酱草	辛、苦,微寒。归肝、胃、大肠经。清热解毒、消痈排脓、祛瘀止痛。
马齿苋	酸,寒。归肝、大肠经。清热解毒、凉血止血、止痢。
半枝莲	辛、苦,寒。归肺、肝、肾经。清热解毒、化瘀利尿。
白花蛇舌草	微苦、甘,寒。归胃、大肠、小肠经。清热解毒、利湿通淋。
蛇 莓	甘、酸,寒;有小毒。归肺、大肠经。清热解毒、凉血消肿。
千里光	苦,寒。归肺、肝经。清热解毒、明目、利湿。
蜀羊泉	微苦,平。归肺、肝经。清热解毒、利湿消肿。
穿心莲	苦,寒。归心、肺、大肠、膀胱经。清热解毒、凉血消肿、燥湿。
马鞭草	苦,寒。归肝、脾经。清热解毒、活血散瘀、利水消肿。
翻白草	甘、微苦,平。归肝、胃、大肠经。清热解毒、止痢、止血。
地锦草	辛,平。归肝、大肠经。清热解毒、凉血止血、利湿退黄。
积雪草	苦、辛,寒。归肝、脾、肾经。清热解毒、利湿消肿。
龙 葵	苦、微甘,寒;有小毒。归心、肾、膀胱经。清热解毒、活血消肿、利尿。
地耳草	苦,凉。归肝、胆经。利湿退黄、清热解毒、活血消肿。
鬼针草	微苦,微寒。归肝、肺、大肠经。清热解毒、利湿退黄、散瘀活血。
茵陈蒿	苦、辛,微寒。归脾、胃、肝、胆经。清利湿热、利胆退黄。

笔管草	甘、微苦,平。归肺、肝经。清热利尿、明目退翳、祛痰止咳。
豨莶草	辛、苦,寒。归肝、肾经。祛风湿、利关节、解毒。
老鹳草	辛、苦,平。归肝、肾、脾经。祛风湿、通经络、止泻痢、清热解毒。
车前草	甘,寒。归肝、肾、肺、小肠经。利尿通淋、祛痰、凉血解毒。
金钱草	甘、咸,微寒。归肝、胆、肾、膀胱经。利湿退黄、利尿通淋、解毒消肿。
垂盆草	甘、淡,凉。归肝、胆、小肠经。利湿退黄、清热解毒。
鸡骨草	甘、微苦,凉。归肝、胃经。利湿退黄、清热解毒、疏肝止痛。
大 蓟	甘、苦,凉。归心、肝经。凉血止血、散瘀解毒消痈。
小 蓟	甘、苦,凉。归心、肝经。凉血止血、散瘀解毒消痈。
紫珠草	苦、涩,凉。归肝、肺、胃经。凉血收敛止血、散瘀解毒消肿。
仙鹤草	苦、涩,平。归心、肝经。收敛止血、截疟、止痢、解毒、补虚。
益母草	苦、辛,微寒。归肝、心包、膀胱经。活血调经、利尿消肿、清热解毒。
北刘寄奴	苦,寒。归脾、胃、肝、胆经。活血祛瘀、通经止痛、凉血止血、清热利湿。
天名精	苦、辛,寒。归肝、肺经。清热化痰、解毒杀虫、破瘀止血。

三、从中药本身的形状看,形状与功效有密切的关系

人存于天地间,吸收天地日月之精气,与世间万物息息相通,有着密不可分的联系,有着相似的气场、形态。一方水土养育一方生物,"天人合一""天人相应"的思想理论是产生取象比类的前提,也是古代医家诊断疾病、运用中药治疗疾病的重要机理。《周易》中记载:"易者,象也。象也者,像也。""援物类推,引而伸之,触类而长之,则天下之能事毕矣。"清代著名医家徐大椿说过:"因形以求理,则其效可知也","形同而性亦近,物理盖可推矣。"中药有形效相参之说,部分中药观其形,便可知其效。中药具有特定的物象,古人在中药的认知上,多运用取象比类的方法,先从中药的外形去认识和推测中药的功效。

将中药的客观属性与药性功效密切联系起来,因形命名,依质入药,由象取效,这种依据药材自然之象而认识其性能、分析其药理的方法,是中药传统理论的重要源头。古人取中药自然属性的形态之象以类比,认为具有某一共同自然形态特征的不同中药都具有类似功效,认为中药形同则性近。因此,徐大椿进一步指出:"因形以求理,则其效可知矣……形同而性亦近,物理盖可推

矣……知此理，则凡药皆可类推矣。"简言之，中药因有其形，故有其效。

清代唐宗海于《本草问答》中云："有如麻黄必用苗，以其苗细长中空，象人毛孔，而气又轻扬，故能发汗，直走皮毛。亦有时用麻黄根者，则以其根坚实而味涩，故能止汗。苗空则通，根实则塞，亦阴阳通塞互换之理。常山用苗，取其上透膜膈以导痰上出。商陆用根，取其内透膜膈以导水下行。用苗者则升，用根者则降，升降异用，亦各从其类也。

用首、用尾者如当归，其用首尾之别：首之性升，故主生血；尾之性降，故主行血。地榆有用首尾之别：首之气味浓，故行血更有力；尾之药味薄，故行血之力轻。

用节者如松节，治人之骨节。牛膝其节如膝，能利膝胫，以其形似也。藕节中通，能行水，故用以行血分之湿热，而能清瘀血。藕有节并中空，能通水气，用治淋证尤宜。

用芽者，取其发泄。如麦本不疏利，而发芽，则其气透达疏泄水谷，以利肝气。谷本不能行滞，因发为芽，则能疏土，而消米谷。黄豆发芽，则能升达脾胃之气，故仲景薯蓣丸用之以补脾。赤小豆发芽，则能透达脓血，故仲景赤豆当归散用之以排脓。

用刺者有两义，攻破降利用皂角刺、白棘刺是矣。二物锐长，故主攻破。设刺不锐而钩曲，刺不长而细软，则不破利而和散，能息风治筋，如钩藤刺、红毛五加皮、白蒺藜之类是也。盖勾芒为风木之神物，秉之而生钩刺芒角，故皆能和肝木，以息风治筋也。药用茎刺，因人无意间碰到，茎刺会扎破皮肤，推测茎刺类植物有消肿排脓、搜风拔毒之功，能祛风攻破，如皂角刺。

用皮者，以皮治皮之义，故姜皮、茯苓皮、橘皮、桑皮、槟榔皮皆能治皮肿。

用心者，取其以心入心之义，故桂心以温心气，茯神木用以安心神；莲子心用以清心火；竹叶心亦能清心火，是皆以心入心之义。

用汁者，或取象人之水津，如姜汁、竹沥以去痰饮，从水津治之也；或取象人身之血液，如藕汁、桃胶以清瘀血，从血液治之也。

用筋者，如续断多筋，故续绝伤。秦艽肌纹左右交缠，故治左右偏风，筋脉疼痛之症。杜仲内有筋膜，人身之骨连于筋，筋连于膜，杜仲之筋膜能伸能缩，极其坚韧，故能坚人之筋骨。竹茹象筋脉，则清脉络之热，以和血。橘络、瓜蒌皆能治胸膈间之结气，取橘之筋络、蒌之膜瓤，有似人胸中之膜膈，故治之也。橘皮腹毛形圆而红，有似人腹之象，故二物又治人大腹之气，皆取其象也。

各物略有不同者，又在气味各别。故各归其脏腑，而主治亦异，药难尽举，当通观之。"

后世亦有医家云："凡药空通者转气机，如升麻、木通、乌药、防己、通草，皆属空通。藤蔓者走经脉，如银花、干葛、风藤、续断、桑寄生，皆属藤蔓。""凡草木之根荄，坚硬而胜骨者，主肾。有刺而藤蔓者，走经脉。"

中药的外在形状是中药本身适应环境的表现形式之一。天地万物形神相通，赋其形便存其气，禀其气便有其性。中药具有特定的物象，中药本身的形状具有某种治疗作用。如人参一药，"根结成人形，头面四肢皆具……禀天宿之光华，钟地土之广厚，久久而成人形，三才俱备，故主补人之五脏。"具有补气救脱、益气复脉、安神定志、生津止渴、补肺定喘、健脾止泻、托毒合疮七大功效，人参的补气作用亦是因其似人之形而被古人加以利用。根据现代研究结果，人参确实有提高人体免疫力的作用。亦有研究认为，羚羊角呈三角弯曲的长圆锥形，光润如玉，半透明，有 10~20 个突起的环节，从力学原理角度来看，这种结构是有利于抗风的，当遇到强风时，可以分解风力而不被强风折断。

1. 形状似心者，多入心经，多具有通心气等功效，如连翘、附子、桃仁、酸枣仁等（图 4-1-81~ 图 4-1-84）。

李时珍于《本草纲目》中云："连翘状似人心，两片合成，其中有仁甚香，乃少阴心经、厥阴包络气分主药也。诸痛痒疮疡皆属心火，故为十二经疮家圣药，而兼治手足少阳手阳明三经气分之热也。"清代张志聪道："鼠瘘起于肾脏之毒，留于心主之血脉。瘰疬因天气之寒，伤人身之经脉。连翘形象心肾，故治鼠瘘瘰疬也。"徐大椿则于《神农本草经百种录》中将这一原理进一步上升为"凡草木之仁，皆能养心气，以类相应也"。

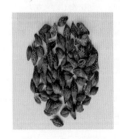 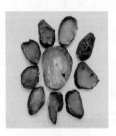 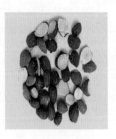 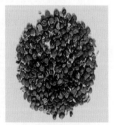

图 4-1-81　连翘　　图 4-1-82　附子　　图 4-1-83　桃仁　　图 4-1-84　酸枣仁

代表中药：

连翘　苦，微寒。归肺、心、小肠经。清热解毒、消肿散结、疏散风热。

附子　辛、甘，热；有大毒。归心、肾、脾经。回阳救逆、补火助阳、散寒止痛。

桃　仁　苦、甘，平。归心、肝、大肠经。活血祛瘀、润肠通便、止咳平喘。

酸枣仁　甘、酸，平。归心、肝、胆经。养心补肝、宁心安神、敛汗、生津。

2. 形状似肺者，多具有清泻肺热等功效，如薄荷、马勃、川贝母、百合等（图4-1-85~ 图4-1-88）。

薄荷的叶如肺形，具有疏散肺热之功。李时珍于《本草纲目》中云："马勃轻虚，上焦肺经药也。故能清肺热、咳嗽、喉痹、衄血、失音诸病。"汪昂于《本草备要》中则据此而增马勃"清肺解热"的功效，原因于："状如肺肝，紫色虚软，弹之粉出。"其亦于《本草备要》中云栀子"轻飘象肺，色赤入心，泻心肺之邪热"。徐大椿于《神农本草经百种录》中云："形开似肺，肺主皮毛，故专治肌肉热毒之见于皮毛者也。"贝母"根形象肺，色白味辛，生于西川，清补肺金之药也"；"百合色白而多瓣，其形似肺，始秋而花，又得金气之全者，故为清补肺金之药"。

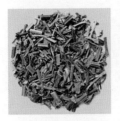

图4-1-85　薄荷　　图4-1-86　马勃　　图4-1-87　川贝母　　图4-1-88　百合

代表中药：

薄　荷　辛，凉。归肺、肝经。疏散风热、清利头目、利咽透疹、疏肝行气。

栀　子　苦，寒。归心、肺、三焦经。泻火除烦、清热利湿、凉血解毒；外用消肿止痛。

肺形草　辛、甘，寒。归肺、肾经。清热解毒、祛痰止咳。

马　勃　辛，平。归肺经。清肺、利咽、止血。

川贝母　苦、甘，微寒。归心、肺经。清热润肺、化痰止咳、散结消痈。

百　合　甘，寒。归心、肺经。养阴润肺、清心安神。

3. 形状似肾者，多具有补益肝肾等功效，如补骨脂、沙苑子、胡芦巴、韭菜子等（图4-1-89~ 图4-1-92）。

《神农本草经》中云五味子"强阴，益男子精"，其故何也？陶弘景有提示性的说明："其核并似猪肾。"王好古云："张仲景八味丸，用此补肾，亦兼述类象形也。"汪昂云："盖内核似肾，象形之义"，故能"强阴涩精，仲景八味丸，加之补肾"。徐大椿则云："五味形又似肾,故为补肾之要药。"其他如"胡桃仁颇类其(肾)状,而外皮水汁皆青黑,故能入北方,通命门,利三焦,益气养血";沙苑蒺藜"形如肾,主补肾益精"。

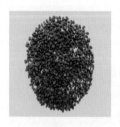 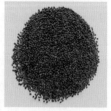 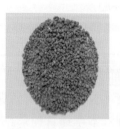 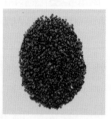

图 4-1-89 补骨脂　图 4-1-90 沙苑子　图 4-1-91 胡芦巴　图 4-1-92 韭菜子

代表中药:

灵　芝　甘,平。归心、肺、肝、肾经。补气安神、止咳平喘。

补骨脂　辛、苦,温。归肾、脾经。温肾助阳、温脾止泻、纳气平喘;外用消斑祛风。

沙苑子　甘,温。归肝、肾经。补肾助阳、固精缩尿、养肝明目。

胡芦巴　苦,温。归肾经。温肾助阳、祛寒止痛。

韭菜子　辛、甘,温。归肾、肝经。温补肝肾、壮阳固精。

枸杞子　甘,平。归肝、肾经。滋补肝肾、益精明目。

女贞子　甘、苦,凉。归肝、肾经。滋补肝肾、明目乌发。

黑　豆　甘,微寒。归肾、脾经。补肾益阴、健脾利湿、除热解毒。

楮实子　甘,寒。归肝、肾经。滋肾、清肝、明目、利尿。

五味子　酸、甘,温。归肺、心、肾经。收敛固涩、益气生津、补肾宁心。

4. 大多数具有环节的动物类中药或植物类中药有祛风通络、利关节等功效,如伸筋草、金钱白花蛇、蛇蜕、蜈蚣等(图 4-1-93~ 图 4-1-96)。

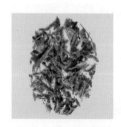 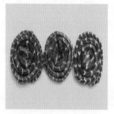 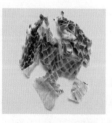 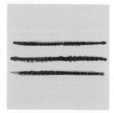

图 4-1-93 伸筋草　图 4-1-94 金钱白花蛇　图 4-1-95 蛇蜕　图 4-1-96 蜈蚣

　　具有节或环节的植物或动物类中药，根据取象比类思维，一般多与人体关节、骨骼有关，且多具有通络利关节的功效。唐宗海于《本草问答》中云："用节者如松节，治人之骨节。"

　　代表中药：

松　节	苦、辛，温。归肝、肾经。祛风除湿、通络止痛。
石　松	苦、辛，平。归肝、脾、胃经。祛风除湿、舒筋活血。
伸筋草	苦、辛，温。归肝、脾、肾经。祛风除湿、舒筋活络。
蕲　蛇	甘、咸，温；有毒。归肝经。祛风通络、止痉。
金钱白花蛇	甘、咸，温；有毒。归肝经。祛风通络、止痉。
乌梢蛇	甘，平。归肝经。祛风通络、止痉。
蛇　蜕	咸、甘，平。归肝经。祛风、定惊、退翳、解毒止痒。
水　蛭	咸、苦，平。归肝经。破血通经、逐瘀消癥。
羚羊角	咸，寒。归肝、心经。平肝息风、清肝明目、清热解毒。
地　龙	咸，寒。归肝、脾、膀胱经。清热定惊、通络、平喘、利水。
全　蝎	辛，平；有毒。归肝经。息风镇痉、通络止痛、攻毒散结。
蜈　蚣	辛，温；有毒。归肝经。息风镇痉、通络止痛、攻毒散结。
僵　蚕	咸、辛，平。归肝、肺、胃经。息风止痉、祛风止痛、化痰散结。

　　5. 大多数有经络的中药具通经络之功，如丝瓜络、千年健、橘络、杜仲等（图 4-1-97~ 图 4-1-100）。

　　李时珍于《本草纲目》中云："筋络贯串，房隔联属。故能入脉络脏腑，而去风解毒，消肿化痰，祛病杀虫，及治诸血病也。"汪昂于《本草备要》中云："丝瓜老者，筋络贯串，房隔联属，故能通人之脉络脏腑""老者筋络贯串，象人经络，故可借其气以引之"；地黄"横纹似脉络"，故可"逐血痹""通周身之经络也"；菟丝子"寄生空中，丝茎缭绕，故主续绝伤""子中有丝不断，故能补续筋骨"；"续断有肉有筋，如人筋在肉中之象，而色带紫黑，为肝肾之色，故能补续筋骨"；"葡萄屈曲蔓延，冬卷春舒，与筋相似，故能补益筋骨"。

　　杜仲因"皮中有丝，有筋骨相着之象"，故能"治腰膝酸痛"且"能使筋骨相着"。杜仲之皮丝像人之筋络，试后杜仲果然有接筋骨、补肝肾之功。唐宗海于《本草问答》中云："杜仲内有筋膜，人身之骨连于筋，筋连于膜，杜仲之筋膜能伸能缩，极其坚韧，故能坚人之筋骨。"徐大椿言："杜仲木之皮，木皮之韧且厚者此为最，故能补人之皮。又其中有丝连属不断，有筋之象焉，故又能续筋骨。因形以求理，则其效可知矣。"

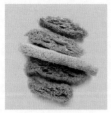 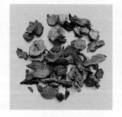 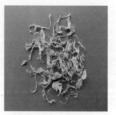 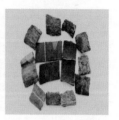

图 4-1-97　丝瓜络　　图 4-1-98　千年健　　图 4-1-99　橘络　　图 4-1-100　杜仲

代表中药：

丝瓜络　甘,凉。归肺、胃、肝经。通络活络、解毒消肿、止血。

千年健　辛、苦,温。归肝、肾经。祛风湿、健筋骨。

橘　络　苦、甘,平。归脾、肺经。通络、化痰止咳。

杜　仲　甘,温。归肝、肾经。补肝肾、强筋骨、安胎。

6. 形似脑者,多具补脑益智之功,如益智仁、核桃仁等(图4-1-101、图4-1-102)。

《素问·上古天真论》载"五脏六腑之精气则贮藏与肾藏中,精化生为髓汇聚为脑",从而指出,肾精与脑关系密切。李时珍于《本草纲目》里记载:"脑为元神之府,而鼻为命门之窍",因而目鼻在外内连于脑,点明了命门在脑,脑是元神舍藏即精神所系的场所。《本草纲目》中指出核桃仁可"补气养血、润燥化痰、益命门、利三焦、温肺润肠",说明核桃仁可补肾、补脑。从而为核桃形似脑而益肾补脑提供理论依据。于《本草纲目·兽部》"豕"类中有比较明确的以脏补脏的方剂,猪脑治"风眩脑鸣"。

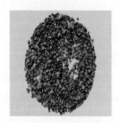 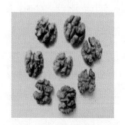

图 4-1-101　益智仁　　　　　图 4-1-102　核桃仁

代表中药：

益智仁　辛,温。归脾、肾经。暖肾固精缩尿、温脾止泻摄唾。

核桃仁　甘,温。归肾、肺、大肠经。补肾、温肺、润肠。

7. 形似男性生殖器者,多具温补肾阳之功,如肉苁蓉、丁香等(图4-1-103、图4-1-104)。

汪昂于《本草备要》中云:锁阳"鳞甲栉比,状类男阳",故能"益精兴阳""治痿弱";"苁蓉象人之阳,而滋润粘腻,故能治前阴诸疾而补精气"。锁阳像男人的阳器,可能有治男人病的作用,试之果然能够壮阳起痿。陶九成言:"锁阳,生鞑靼田地,野马或与蛟龙遗精入地,久之发起如笋,上丰下俭,鳞甲栉比,筋脉连络,绝类男阳,即肉苁蓉之类。或谓里之淫妇,就而合之,一得阴气,勃然怒长。得蛟龙之精,感地之气而生。可升可降,阳也。补阴气,益精血,以其固精,故有锁阳之名。"

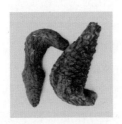

图 4-1-103　肉苁蓉

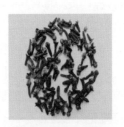

图 4-1-104　丁香

代表中药:

肉苁蓉　甘、咸,温。归肾、大肠经。补肾阳、益精血、润肠通便。

锁　阳　甘,温。归肝、肾、大肠经。补肾阳、益精血、润肠通便。

丁　香　辛,温。归脾、胃、肺、肾经。温中降逆、温肾助阳。

壮阳草　辛,温。归脾、肾经。温肾助阳、温中散寒。

8. 果核类中药形似睾丸,具理气、散结、止痛之功,用于疝气疼痛,如橘核、荔枝核等(图 4-1-105、图 4-1-106)。

李时珍于《本草纲目》中云:荔枝核"其实双结而核肖睾丸,故其治疝卵肿,有述类象形之义。"黄宫绣于《本草求真》中云:荔枝核"双核形似睾丸,尤治癫疝卵肿,以其形类相似有感而通之义也。"

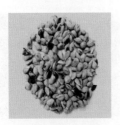

图 4-1-105　橘核

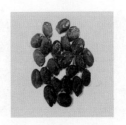

图 4-1-106　荔枝核

代表中药：

橘 核 苦，平。归肝、肾经。理气、散结止痛。

荔枝核 甘、微苦，温。归肝、肾经。行气散结、祛寒止痛。

9. 植物的白色树脂，似脓水，故能消肿排脓，如乳香、没药等（图4-1-107、图4-1-108）。

乳香、没药，其研化的水汁像溃烂的脓液。倪朱谟于《本草汇言》中云："乳香，活血祛风，舒筋止痛之药也……又跌仆斗打，折伤筋骨，又产后气血攻刺，心腹疼痛，恒用此，咸取其香辛走散，散血排脓，通气化滞为专功也。"

代表中药：

乳 香 辛、苦，温。归心、肝、脾经。活血定痛、消肿生肌。

没 药 辛、苦，平。归心、肝、脾经。散瘀定痛、消肿生肌。

10. 牛膝其节如膝，能利膝胫（图4-1-109）。

张隐庵论牛膝："《易》云：干为马，坤为牛。牛之力在筋取名牛膝者，秉太阴湿土之气化，而能滋养筋骨也。"所以牛膝"主治寒湿痿痹，言或因于寒，或因于湿，而成痿痹之证也。痿痹则四肢拘挛，四肢拘挛则膝痛不可屈伸，牛膝秉湿土柔和之化，而滋养筋骨，故能治之"。

代表中药：

牛 膝 苦、甘、酸，平。归肝、肾经。逐瘀通经、补肝肾强腰膝、利尿通淋、引血下行。

11. 蒺藜尖锐，活血化瘀（图4-1-110）。

倪朱谟于《本草汇言》中云："刺蒺藜，去风下气，行水化症之药也。其性宣通快便，能运能消，行肝脾滞气，多服久服，有去滞之功。"黄宫绣于《本草求真》中云："宣散肝经风邪，凡因风盛而见目赤肿翳，并通身白癜瘙痒难当者，服此治无不效。"张璐于《本经逢原》中记载，白蒺藜为治风明目要药，风入少阴、厥

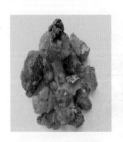
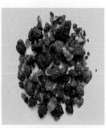
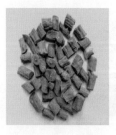
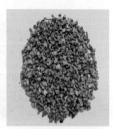

图4-1-107 乳香　　图4-1-108 没药　　图4-1-109 牛膝　　图4-1-110 蒺藜

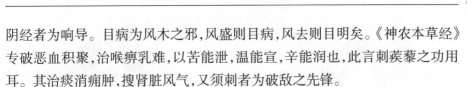

阴经者为响导。目病为风木之邪，风盛则目病，风去则目明矣。《神农本草经》专破恶血积聚，治喉痹乳难，以苦能泄，温能宣，辛能润也，此言刺蒺藜之功用耳。其治痰消痈肿，搜肾脏风气，又须刺者为破敌之先锋。

代表中药：

蒺 藜 辛、苦，微温；有小毒。归肝经。平肝解郁、活血祛风、明目止痒。

四、动物类（包括甲壳类）中药本身的生物特性、生活习性和生长环境等各有特点，其功效与之有密切关系

《周易·乾》："同声相应，同气相求。水流湿，火就燥，云从龙，风从虎。"天地万物同源、同构、同理，人与天地万物有着共同的生成本原。一方水土养育一方生物，就某种动物类中药本身的生理特性和所处环境而言，其功效与之有密切关系。

1. 动物类中药本身生物特性、生活习性各有特点，其功效有一定的规律性。

动物类中药是以动物的整体或动物体的某一部分、动物体的生理或病理产物、动物体的加工品等入药的中药。其中，贝壳类中药是动物的整体或动物体的某一部分贝壳（甲壳）入药的中药。

鸡内金能磨砂石，故有通淋化石之功（图 4-1-111）。缪希雍于《本草经疏》中云："肫是鸡之脾，乃消化水谷之所。其气通达大肠、膀胱二经。有热则泄痢遗溺，得微寒之气则热除，而泄痢遗溺自愈矣。"张锡纯于《医学衷中参西录》中记载："鸡内金，鸡之脾胃也。中有瓷石、铜、铁皆能消化，其善化瘀积可知……脾胃居中焦以升降气化，若有瘀积，气化不能升降，是以易致胀满，用鸡内金为脏器疗法。"

穿山甲善破坚钻地，故能软坚散结，善治乳痈（乳腺炎）硬结、肝硬化、疮毒，亦能软化肿瘤（图 4-1-112）。刘伯温于《多能鄙事》言穿山甲"凡油笼渗漏，剥穿山甲里面肉靥投入，自至漏处补住"。谚云：穿山甲、王不留，妇人食了乳长流。汪昂于《本草备要》中云穿山甲"一名鲮鲤，宣，通经络。咸寒善窜，喜穿山。专能行散，通经络，达病所。某处病，用某处之甲更良"。张锡纯于《医学衷中参西录》中记载："穿山甲，味淡性平，气腥而窜。其走窜之性，无微不至，故能宣通脏腑，贯彻经络，透达关窍。凡血凝血聚为病，皆能开之。"

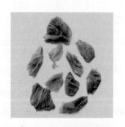

图 4-1-111 鸡内金

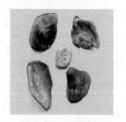

图 4-1-112 穿山甲

代表中药：

鸡内金 甘、平。归脾、胃、小肠、膀胱经。健胃消食、涩精止遗、通淋化石。

穿山甲 咸，微寒。归肝、胃经。活血消癥、通经下乳、消肿排脓、搜风通络。

自然界中的人类、动物类、植物类，人类与动物亲缘关系越近越有亲融性。中医理论认为，风邪有外风、内风之分。外风为六淫之首，四季皆能伤人，经口鼻或肌表而入。经口鼻而入者，多先侵袭肺系；经肌表而入者，多始于经络，正虚邪盛则内传脏腑，这两种途径又可同时兼有。因外风作用部位不同，临床上可有风寒、风热、风湿的不同表现。其治疗多用亲缘关系较远的植物类中药，如细辛、白芷、升麻、柴胡、秦艽、威灵仙等。当然也有个别例外，如动物类中药蝉蜕亦可治疗外风。内风系自内而生，多由脏腑功能失调所致，与心、肝、脾、肾有关，尤其与肝的关系最为密切。如肝风内动，即是由于火热之邪侵袭人体，伤及肝经阴津，使筋脉失养，运动失调而表现出来的高热、神昏谵语、四肢抽搐、颈项强直等动风之象。其临床治疗多用亲缘关系较近的动物类中药，如蕲蛇、乌梢蛇、地龙、全蝎、蜈蚣、僵蚕、蛇蜕、穿山甲、麝香、牛黄、熊胆、羚羊角、水牛角等。上述药物大多具息风止痉定惊之效（有些中药有平抑肝阳或滋阴潜阳的作用，其实质也是平抑肝风内动引起的肝阳上亢），治疗人体肢体麻木拘挛、中风瘫痪、高热、惊风、神昏等。当然也有个别例外，如植物类中药钩藤、天麻等专治内风，防风可治一身内外诸风。一般而言，动物类中药多治内风，植物类中药多治外风。

动物药多为介类、昆虫等，咸寒居多，大部分可入肝经。肝藏魂主疏泄，调畅全身气机，疏通、条达机体生理功能，推动血液津液运行，濡养四肢筋脉。动物药被中医称为"血肉有情之品"，人体乃血肉之躯，以"血肉有情之品"濡养血肉之躯，调整内风异动，尤其是一些来源于高等动物的中药，其所含成分常与人体中的某些物质成分相似，生物活性显著，在改善和调节人体生理功能方面有独特的疗效。

　　动物类中药本身的这些生理特点使得这类中药不同程度的具有息风止痉、平肝潜阳等功效,如蝉蜕、水牛角、牛黄、僵蚕等(图 4-1-113~ 图 4-1-116)。

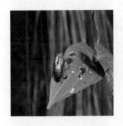
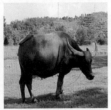
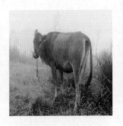
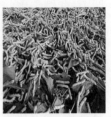

图 4-1-113　蝉蜕　　　图 4-1-114　水牛角　　　图 4-1-115　牛黄　　　图 4-1-116　僵蚕
　　原动物　　　　　　　　原动物　　　　　　　　原动物　　　　　　　　原动物

　　代表中药:

蝉　蜕　甘,寒。归肺、肝经。疏散风热、利咽透疹、明目退翳、息风止痉。

熊胆粉　苦,寒。归肝、胆、心经。清热解毒、息风止痉、清肝明目。

水牛角　苦,寒。归心、肝经。清热凉血、解毒、定惊止痉。

犀　角　酸、咸,寒。归心、肝经。清热、凉血、解毒。

蕲　蛇　甘、咸,温。归肝经。祛风、通络、止痉。

乌梢蛇　甘,平。归肝经。祛风、通络、止痉。

羚羊角　咸,寒。归心、肝经。平肝息风、清肝明目、清热解毒。

牛　黄　苦,凉。归心、肝经。凉肝息风、清心豁痰、开窍醒神、清热解毒。

地　龙　咸,寒。归肝、脾、膀胱经。清热定惊、通络、平喘、利尿。

全　蝎　辛,平。归肝经。息风镇痉、通络止痛、攻毒散结。

蜈　蚣　辛,温。归肝经。息风镇痉、通络止痛、攻毒散结。

僵　蚕　咸、辛,平。归肝、肺、胃经。息风止痉、祛风止痛、化痰散结。

　　2. 动物类中药其本身生长环境不同,亦会产生不同的治疗作用。

　　贝壳(甲壳)类中药其原生物体大多生活在水中(海水或淡水),海水是一种溶解了多种无机盐、有机物和气体,并含有多种悬浮物质的混合液体。经测定,海水中含有 80 多种元素,溶解无机盐总量约为 3.5%,其溶解性强于淡水。天然海水含有大量的可溶性盐,其中主要成分是氯化钠和硫酸盐及一定量的可溶性碳酸盐,少部分是氯化镁、硫酸镁、硫酸钙、氯化钾等,故而海水通常呈碱性,一般 pH 值在 7.5~8.3 之间。海水中的可溶盐类一般可以与其酸式盐相互转化,所以海洋是一个巨大的具有天然碱度的缓冲体系,其中的碳酸盐会使海水呈碱性。实际上,原始的海水并非一开始就充满了盐分,最初它和江河水一样也是淡水。但是地球上的水在不停地循环运动,每年海洋表面有大量水分蒸发,其中部分水分通过大气运动输送到陆地上空然后形成降水再落到地面上,冲刷土壤,破坏岩石,把陆上的可溶性物质(大部分是各种盐类)带到江河之中,江河百川又回归大海。这样,每年大约有几十亿吨的盐分被带进海洋,海洋便成了一切可溶解盐类的收容所。而在海水的蒸发中,收容的盐类又不能随水蒸气升空,只得滞留在海洋之内。如此周而复始,海洋中的盐类物质种类越来越多,海水的含盐量越来越高,被称为盐的"故乡"。其中氯化镁味道是苦的,加上比重大的氯化钠,因此,海水喝起来是咸而苦的。海底生物适应着碱性阴凉、又咸又苦的海底环境,常年少见阳光,大多质重潜,其咸味重潜之性在中药阴阳属性归属里偏阴。取用一些动物的贝壳(甲壳)入药,发现多具有平肝潜阳或滋阴潜阳、软坚散结、制酸止痛等功效。

贝壳类中药其原生物体生长环境的特点使得这类中药都有不同程度的碱性和咸味。中医药理论认为咸能软坚,碱可制酸,因而这类中药不同程度地具有平抑肝阳、软坚散结或制酸止痛功效,如瓦楞子、石决明、牡蛎、鳖甲等(图 4-1-117~ 图 4-1-120)。

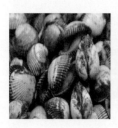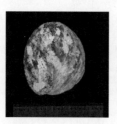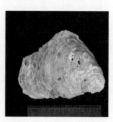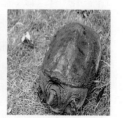

图 4-1-117　瓦楞子原药材　　图 4-1-118　石决明原药材　　图 4-1-119　牡蛎原药材　　图 4-1-120　鳖甲原动物

代表中药:

瓦楞子　咸,平。归肺、胃、肝经。消痰化瘀、软坚散结、制酸止痛。

石决明　咸,寒。归肝经。平肝潜阳、清肝明目。

珍珠母　咸,寒。归肝、心经。平肝潜阳、安神定惊、明目退翳。

牡 蛎　咸,微寒。归肝、胆、肾经。益阴潜阳、软坚散结、收敛固涩、制酸止痛。

紫贝齿　咸,平。归肝经。平肝潜阳、镇惊安神、清肝明目。

龟 甲　咸、甘,微寒。归心、肝、肾经。滋阴潜阳、益肾强骨、养血补心、固经止崩。

鳖　甲　咸，微寒。归肝、肾经。滋阴潜阳、退热除蒸、软坚散结。

第二节　辨识中药的颜色

中医药学在天人相应思想的指导下，将自然界的各种事物和现象，以及人体的生理、病理现象，按属性进行归纳，从而把人体的生命活动与自然界的事物或现象联系起来，形成了联系人体内外环境的五行结构系统，用以说明人体的整体统一性及人与自然环境的统一。其中，颜色在中医五行、中药药性、中药炮制等方面的认知上具有重要的参考意义。

1. 中药颜色与五行

古人运用抽象出来的五行特性，采用取象比类和推演络绎的方法，将自然界中的各种事物和现象分归为五类，并以五行之间的关系来解释各种事物和现象发生、发展、变化的规律。正如五代时后蜀韩保升云："凡天地万物皆有阴阳、大小，各有色类，并有法象……所以空青法木，故色青而主肝；丹砂法火，故色赤而主心；云母法金，故色白而主肺；雌黄法土，故色黄而主脾；磁石法水，故色黑而主肾。余皆以此例推之……"如檀香因色泽分为两种，李时珍于《本草纲目》亦云："白檀辛温，气分之药也，故能理卫气而调脾肺，利胸膈；紫檀咸寒，血分之药也，故能和营气而消肿毒，治金疮。"李氏于《本草纲目》述白扁豆，"色白而微黄，其气腥香，共性温平，得乎中和，脾之谷也，入太阴气分，通利三焦，能化清降浊、故专治中宫之病，消暑除湿而解毒也。"而清宫秘方玉容散能美白养颜，与所选中药为白牵牛、白蔹、白细辛、白及、白莲心、白茯苓、白芷、白术、白僵蚕、白附子、白扁豆、白丁香、珍珠等有关。

2. 中药颜色与归经

在中药的归经理论中，有些中药的归经就是根据五脏与五行相关理论，根据同气相求的思维方法所产生的。中药归经理论属于象思维在中药作用趋向性研究中的具体表达。具有不同颜色的中药归于相应的脏腑，并具有不同的疗效。中药以形入形，结合中药的五色，则能更好地认识其对相应脏腑的作用机理。历代不少医家以色泽而论述中药功效：如青黛色青入肝经，丹参色赤入心经，黄土色黄入脾经，石膏色白入肺经，黑豆色黑入肾经；再如通脱木，色白气寒，又味淡体轻，故入太阴肺经，引热下降而利小便；又如蒲公英，因其属土，开黄花，可入阳明、太阴经，解食毒，散滞气；干姜本为生姜之干品，干姜色偏白，偏于入肺，温肺化饮；生姜色偏黄，偏于入胃，暖胃有功。根据中医的阴阳五行学说,中药的五色与人体的五脏相对应。后世多以中药的色、味结合作为中药归属的依据,此为中药归经的理论依据之一。味酸色青多入肝经,味苦色赤多入心经,味甘色黄多入脾经,味辛色白多入肺经,味咸色黑多入肾经,故熟地,黑色,有补肾之效。归经的认识方法以中药所治病证的病位及中药的颜色、气味等自然属性为基础。中药的颜色对辨别归经有一定的指引作用。

3. 中药颜色与炮制

中药的颜色为中药的另一外在表现形式,属于中药的固有特性。中药的颜色由有效成分等因素所决定。此外,加工炮制手段及加工炮制的程度不仅会影响中药饮片的品质、改变中药的作用趋向和归属,也能使中药颜色产生变化。如炒制使中药材色泽加深,蜜炙后变黄;生地加黄酒九蒸九晒,直至内外漆黑发亮为佳;白芍与赤芍均为毛茛科植物,白芍经净制后须置沸水中煮后并除去外皮,赤芍不去皮,因此白芍色白光滑,赤芍色棕褐且粗糙;甘草蜜炙后由鲜黄变为老黄色;法半夏为半夏用生石灰、甘草汁炮制,由白色变为黄色;黄芩黄色鲜明,采收后应蒸干水分再贮藏,否则易氧化而呈绿色。

4. 中药颜色与其他

中药的归经不仅取决于中药本身作用,还关乎被其作用的脏腑经络的喜恶。这是一个相互吸引、相互作用的过程,也可以认为是不同的中药对人体脏腑有不同的亲和性。而这种作用或亲和性,主要由中药天然属性所决定。与此同时,中药的采收期、产地、贮藏管理也会对其颜色产生影响。中药的色泽在一定程度上可反映产地来源、品质优劣、贮藏是否得当。通过讨论中药颜色的影响因素,可从侧面验证取象比类原理的正确性。现代研究表明:姜黄要求色黄,因其根茎主要含橙黄色结晶性姜黄素;牛黄显金黄色,因其含金黄色的胆红素较多;黄柏、黄连的主要有效成分为黄色的小檗碱,故其色鲜黄为佳品;黄色的结晶体蒽醌类衍生物为大黄的主要有效成分,故大黄色黄为佳;丹参因主要含有红色的菲醌类衍生物而呈红色;朱砂主要成分为红色硫化汞,故其色鲜红;红花在开花初期、中期、后期,由于无色新红花苷、黄色红花苷、红色醌式红花苷含量依次增多,故花冠由淡黄色至深黄色最终变为红色;紫草以紫红色为佳,因其中主要成分紫草素及其衍生物为紫红色。金元时期医家李东垣曾言:"凡诸草木昆虫,产之有地,根叶花实,采之有时,失其地则性味少异,失其时则性味不全。"中药的采收应在最佳采收期进行,取其色、质、形为最佳状态以收良效。如金银花择由青转黄时的花蕾为佳;连翘以霜降后由青色转为土黄色即将开裂的果实为佳;嫩桑叶色青质软、叶薄,霜桑叶色黄绿或浅黄棕,霜降之后采收，虽青桑叶颜色较鲜艳，品相较好，而古代医家一贯认为桑叶以老而经霜者为上品，欲其气之全、力之厚也。

在中医药理论体系中，根据五行学说，把自然界五色(青、赤、黄、白、黑)与众多的事物属性联系起来。中药的外观颜色多种多样，不同颜色的中药属性不同，归经不同，功效也不同。《中药望闻问切》亦将中药分为青、赤、黄、白、黑五色。

一、青色中药

肝藏魂，属木。相火寄于中。主目，主筋，主泪，主怒，主呼。

《素问·阴阳应象大论》中云："东方生风，风生木，木生酸，酸生肝，肝生筋，筋生心，肝主目。其在天为玄，在人为道，在地为化。化生五味，道生智，玄生神，神在天为风，在地为木，在体为筋，在脏为肝。在色为苍，在音为角，在声为呼，在变动为握，在窍为目，在味为酸，在志为怒。怒伤肝，悲胜怒，风伤筋，燥胜风，酸伤筋，辛胜酸。"肝在体合筋，其华在爪，在窍为目，在志为怒，在液为泪。胆附于肝，足厥阴肝经与足少阳胆经相互属络于肝与胆，相为表里。肝在五行属木，为阴中之阳，与自然界春气相通应。

《中药大辞典》所载植物药中，青(绿)色中药占比约30%，可杀菌消炎，多入肝、胆经。草木生长之主色为青色，故青色属木；果实色青者未熟，其味酸，则酸味属木归于肝经。青色中药大多可入肝经，或中药命名时带以"青"字者，也大多可入肝经，该类中药大多具有清肝、疏肝、平肝、保肝功效，如木贼、青黛、青蒿、青礞石等(图4-2-1~图4-2-4)。

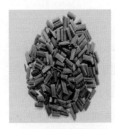 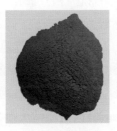 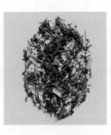 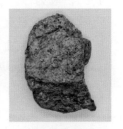

图 4-2-1　木贼　　　　图 4-2-2　青黛　　　　图 4-2-3　青蒿　　　　图 4-2-4　青礞石

代表中药：

薄　荷　辛，凉。归肺、肝经。疏散风热、清利头目、利咽透疹、疏肝行气。

木　贼　甘、苦，平。归肺、肝经。疏散风热、明目退翳。

青葙子　苦，微寒。归肝经。清肝泻火、明目退翳。

青 黛　咸,寒。归肝经。清热解毒、凉血消斑、泻火定惊。

青 蒿　苦、辛,寒。归肝、胆经。清虚热、除骨蒸、解暑热、截疟、退黄。

茵 陈　苦、辛,微寒。归脾、肝、胆、胃经。清利湿热、利胆退黄。

青 皮　苦、辛,温。归肝、胆、胃经。疏肝破气、消积化滞。

枳 实　苦、辛、酸,微寒。归肝、脾、胃经。破气消积、化痰除痞。

枳 壳　苦、辛、酸,微寒。归肝、脾、胃经。理气宽中、行滞消胀。

佛 手　辛、苦、酸,温。归肝、脾、胃、肺经。疏肝理气、和胃止痛、燥湿化痰。

香 橼　辛、苦、酸,温。归肝、脾、肺经。疏肝理气、宽中、化痰。

侧柏叶　苦、涩,寒。归肺、肝、脾经。凉血止血、化痰止咳、生发乌发。

卷 柏　辛,平。归肝、心经。生用活血通经,炒炭化瘀止血。

青礞石　甘、咸,平。归肺、心、肝经。坠痰下气、平肝镇惊。

鳖 甲　咸,微寒。归肝、肾经。滋阴潜阳、退热除蒸、软坚散结。

覆盆子　甘、酸,温。归肝、肾、膀胱经。益肾固精缩尿、养肝明目。

二、赤色中药

心藏神,为君火。包络为相火,代君行令。主舌,主脉,主汗,主喜,主笑。

《素问·阴阳应象大论》云:"南方生热,热生火,火生苦,苦生心,心生血,血生脾,心主舌。其在天为热,在地为火,在体为脉,在脏为心,在色为赤,在音为征,在声为笑,在变动为忧,在窍为舌,在味为苦,在志为喜。喜伤心,恐胜喜,热伤气,寒胜热,苦伤气,咸胜苦。"心在体合脉,其华在面,在窍为舌,在志为喜,在液为汗。手少阴心经与手太阳小肠经相互属络于心与小肠,相为表里。心在五行属火,为阳中之阳,与自然界夏气相通应。

红色犹如人血液的颜色,取之用之入血分,用于治疗血脉疾患。血液凝固一般变为紫色,如果中药色红发紫,该类中药功效则走向活血的另一极端,故偏向于止血。如红枣、枸杞子能补血,丹参、红花能活血,血竭能止血。唐宗海于《本草问答》中云:"或取象人身之血液,如藕汁、桃胶清瘀血,从血液治之也。"

《中药大辞典》所载植物药中,赤(红)色中药占比约15%,多入心与小肠经,能活血化瘀。火之主色为赤,故赤色南方属火,物受火气,则其味多为苦,其气变焦,凡药色赤属火,多归心经。赤色中药大多可入心经,或中药命名时带以"丹、紫、赤"字者,一般入心经,大多与血有关,该类中药大多具有养血或活血,抑或具有止血的功效,如大血藤、月季花、栀子、代赭石等(图4-2-5~图4-2-8)。

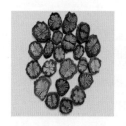 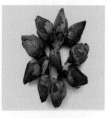 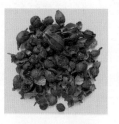 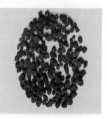

图 4-2-5　大血藤　　图 4-2-6　月季花　　图 4-2-7　栀子　　图 4-2-8　代赭石

代表中药：

酸枣仁　甘、酸，平。归心、肝、胆经。养心补肝、宁心安神、敛汗、生津。

灵　芝　甘，平。归心、肺、肝、肾经。补气安神、止咳平喘。

首乌藤　甘，平。归心、肝经。养血安神、祛风通络。

鸡血藤　苦、甘，温。归肝、肾、心经。活血补血、调经止痛、舒筋活络。

大　枣　甘，温。归脾、胃、心经。补中益气、养血安神。

楮实子　甘，寒。归肝、脾、肾、心经。补肾清肝、明目、利尿。

阿　胶　甘，平。归肺、肝、肾经。补血滋阴、润燥、止血。

大血藤　苦，平。归心、大肠、肝经。清热解毒、活血、祛风止痛。

赤　芍　苦，微寒。归心、肝经。清热凉血、散瘀止痛。

丹　参　苦，微寒。归心、肝经。活血祛瘀、通经止痛、清心除烦、凉血消斑。

丹　皮　苦、辛，微寒。归心、肝、肾经。清热凉血、活血化瘀。

紫　草　甘、咸，寒。归心、肝经。清热凉血、活血解毒、透疹消斑。

玫瑰花　甘、微苦，温。归肝、脾经。行气解郁、和血、止痛。

生山楂　酸、甘，微温。归脾、胃、肝经。消食健胃、活血散瘀、化浊降脂。

没　药　辛、苦，平。归心、肝、脾经。散瘀定痛、消肿生肌。

红　花　辛，温。归心、肝经。活血通经、散瘀止痛。

西红花　甘，平。归心、肝经。活血化瘀、凉血解毒、解郁安神。

月季花　甘，温。归肝、心经。活血调经、疏肝解郁。

凌霄花　甘、酸，寒。归肝、心包经。行血去瘀、凉血祛风。

苏　木　甘、咸，平。归心、肝、脾经。活血祛瘀、消肿止痛。

栀　子　苦，寒。归心、肺、三焦经。泻火除烦、清热利湿、凉血解毒;外用消肿
　　　　止痛。

拳　参　苦、涩，微寒。归心、肺、肝、大肠经。清热解毒、消肿、止血。

红茜草　苦，寒。归肝、心经。凉血、祛瘀、止血、通经。

降　香　辛,温。归心、肝、脾经。行瘀止血、理气止痛。

血　竭　甘、咸,平。归心、肝经。活血定痛、化瘀止血、生肌敛疮。

朱　砂　甘,微寒;有毒。归心经。清心镇惊、安神、明目、解毒。

代赭石　苦,寒。归肝、心、肺、胃经。平肝潜阳、重镇降逆、凉血止血。

赤石脂　甘、酸、涩,温。归大肠、胃经。涩肠止泻、收敛止血、生肌敛疮。

三、黄色中药

脾藏意,属土,为万物之母。主口,主肉,主涎,主思,主歌。

《素问·阴阳应象大论》云:"中央生湿,湿生土,土生甘,甘生脾,脾生肉,肉生肺脾主口。其在天为湿,在地为土,在体为肉,在脏为脾,在色为黄,在音为宫,在声为歌,在变动为哕,在窍为口,在味为甘,在志为思。思伤脾,怒胜思,湿伤肉,风胜湿,甘伤肉,酸胜甘。"脾在体合肌肉而主四肢,在窍为口,其华在唇,在志为思,在液为涎。足太阴脾经与足阳明胃经相互属络于脾与胃,相为表里。脾在五行属土,为阴中之至阴,与长夏之气相通应,旺于四时。

《中药大辞典》所载植物药中,黄色中药占比约40%,多入肺、脾二经,能健脾止泻。《中药学》所载黄色中药及一些炒黄炒焦中药大多可入中焦脾、胃经,或中药命名时带以"黄"字者,也大多可入脾、胃经,该类中药大多具有健脾、消积等功效,如黄连、大黄、山楂、甘草等(图4-2-9~图4-2-12)。

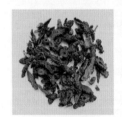 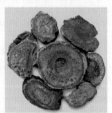 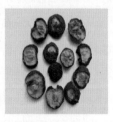 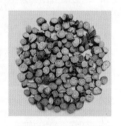

图4-2-9　黄连　　图4-2-10　大黄　　图4-2-11　山楂　　图4-2-12　甘草

代表中药:

生　姜　辛,微温。归肺、脾、胃经。发汗解表、温中止呕、温肺止咳、解鱼蟹毒、解药毒。

黄　连　苦,寒。归心、脾、胃、肝、胆、大肠经。清热燥湿、泻火解毒。

龙　胆　苦,寒。归肝、胆、脾、胃经。清热燥湿、泻肝胆火、祛火定风。

大　黄　苦,寒。归脾、胃、大肠、肝、心包经。泻下攻积、清热泻火、凉血解毒、逐瘀通经、利湿退黄。

橘　皮　辛、苦，温。归脾、肺经。理气健脾、燥湿化痰。

化橘红　辛、苦，温。归脾、肺经。理气宽中、燥湿化痰。

山　楂　酸、甘，微温。归脾、胃、肝经。消食化积、止泻止痢、行气散瘀、化浊降脂。

焦麦芽　甘，平。归脾、胃、肝经。消食行气、健脾开胃、回乳消胀。

伏龙肝　辛，温。归脾、胃经。温中止血、止呕止泻。

延胡索　辛、苦，温。归肝、脾经。活血、行气、止痛。

太子参　甘、微苦，平。归脾、肺经。益气健脾、生津润肺。

黄　芪　甘，微温。归脾、肺经。补气升阳、固表止汗、利水消肿、生津养血、行滞通痹、托毒排脓、敛疮生肌。

焦白术　苦、甘，温。归脾、胃经。健脾止泻。

甘　草　甘，平。归心、肺、脾、胃经。补脾益气、清热解毒、祛痰止咳、缓急止痛、调和诸药。

四、白色中药

肺藏魄，属金，总摄一身元气。主鼻，主皮，主涕，主悲，主哭。

《素问·阴阳应象大论》云："西方生燥，燥生金，金生辛，辛生肺，肺生皮毛，皮毛在肾，肺主鼻。其在天为燥，在地为金，在体为皮毛，在脏为肺，在色为白，在音为商，在声为哭，在变动为咳，在窍为鼻，在味为辛，在志为忧。忧伤肺，喜胜忧，热伤皮毛，寒胜热，辛伤皮毛，苦胜辛。"肺在体合皮，其华在毛，在窍为鼻，在志为悲（忧），在液为涕。

《中药大辞典》所载植物药中，白色中药约占 10%，多入肺、肾两经，能利水渗湿、补气养阴。白色中药大多可入肺经，或中药命名时带以"白"字者，也大多可入肺经，善治肺部疾病，该类中药大多具有化痰止咳、消肿（散结）排脓功效，如石膏、薏苡仁、浙贝母、百合等（图 4-2-13~ 图 4-2-16）。

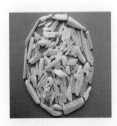

图 4-2-13　石膏

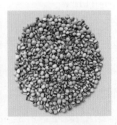

图 4-2-14　薏苡仁

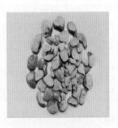

图 4-2-15　浙贝母

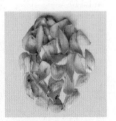

图 4-2-16　百合

代表中药：

葱　白　辛，温。归肺、胃经。发汗解表、通达阳气。

白　芷　辛，温。归肺、胃、大肠经。解表散寒、祛风止痛、宣通鼻窍、消肿排脓、燥湿止带。

菊　花　甘、苦，微寒。归肺、肝经。疏散风热、平抑肝阳、清肝明目、清热解毒。

石　膏　辛、甘，大寒。归肺、胃经。清热泻火、除烦止渴、收敛生肌。

天花粉　甘、微苦，微寒。归肺、胃经。清热泻火、生津止渴、消肿排脓。

鱼腥草　辛，微寒。归肺经。清热解毒、消痈排脓、利尿通淋。

白　丑　苦，寒；有毒。归肺、肾、大肠经。泻水通便、消痰涤饮、杀虫攻积。

防　己　苦，寒。归膀胱、肺经。祛风止痛、利水消肿。

白僵蚕　辛、咸，平。归肝、肺、胃经。祛风解痉、化痰散结、解毒利咽。

茯　苓　甘、淡，平。归心、肺、脾、肾经。利水渗湿、健脾、宁心。

薏苡仁　甘、淡，凉。归脾、胃、肺经。利水渗湿、健脾止泻、排脓除痹、解毒散结。

通　草　甘、淡，微寒。归肺、胃经。利水清热、通气下乳。

薤　白　辛、苦，温。归心、肺、胃、大肠经。通阳散结、行气导滞。

白茅根　甘，寒。归肺、胃、膀胱经。凉血止血、清热利尿。

半　夏　辛，温；有毒。归脾、胃、肺经。燥湿化痰、降逆止呕、消痞散结。

天南星　苦、辛，温；有毒。归肺、肝、脾经。燥湿化痰、祛风止痉、解毒散结。

白芥子　辛，温。归肺经。温肺豁痰利气、散结通络止痛、消肿。

白　前　辛、苦，微温。归肺经。降气、消痰、止咳。

川贝母　苦、甘，微寒。归肺、心经。清热润肺、止咳化痰、散结消痈。

浙贝母　苦，寒。归肺、心经。清热化痰止咳、解毒散结消痈。

桔　梗　苦、辛，平。归肺经。宣肺祛痰、利咽排脓。

桑白皮　甘，寒。归肺经。泻肺平喘、利水消肿。

杏　仁　苦，微温；有小毒。归肺、大肠经。降气止咳平喘、润肠通便。

白　果　甘、苦、涩，平；有毒。归肺、肾经。敛肺定喘、止带缩尿。

山　药　甘，平。归脾、肺、肾经。补脾养胃、生津益肺、补肾涩精。

银　耳　甘，平。归肺、胃、肾经。滋阴润肺、补脾开胃。

百　合　甘，寒。归心、肺经。养阴润肺、清心安神。

白　矾　酸、涩，寒。归肺、脾、肝、大肠经。止血止泻、祛除风痰；外用解毒杀虫、燥湿止痒。

硼 砂 甘、咸,凉。归肺、胃经。清肺化痰;外用清热解毒。

五、黑色中药

肾藏志,属水,为天一之源。主耳,主骨,主唾,主恐,主呻。

《素问·阴阳应象大论》云:"北方生寒,寒生水,水生咸,咸生肾,肾生骨髓,髓生肝,肾主耳。其在天为寒,在地为水,在体为骨,在脏为肾,在色为黑,在音为羽,在声为呻,在变动为栗,在窍为耳,在味为咸,在志为恐。恐伤肾,思胜恐,寒伤血,燥胜寒,咸伤血,甘胜咸。"肾在体合骨,生髓,通脑,其华在发,在窍为耳及二阴,在志为恐,在液为唾。足少阴肾经与足太阳膀胱经相互属络于肾与膀胱,相为表里。肾在五行属水,为阴中之阴,与自然界冬气相通应。

《中药大辞典》所载植物药中,黑色中药占比约10%,多入肾与膀胱经,能补肾强筋。如制首乌、熟地,色黑能滋阴养血而补肝肾。黑色中药大多可入肾经,或中药命名时带以"黑"字者,也大多可入肾经,该类中药大多具有滋阴润燥、补肾填精功效,如玄参、自然铜、磁石、黑芝麻等(图4-2-17~图4-2-20)。

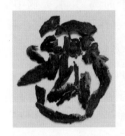 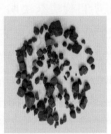 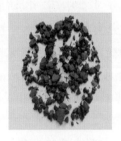 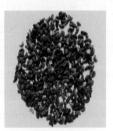

图4-2-17 玄参　　图4-2-18 自然铜　　图4-2-19 磁石　　图4-2-20 黑芝麻

代表中药:

玄　参 甘、苦、咸,微寒。归肺、胃、肾经。清热凉血、滋阴降火、解毒散结。

生地黄 甘,寒。归心、肝、肾经。清热凉血、养阴生津。

自然铜 辛,平。归肝、肾经。散瘀止痛、续筋接骨。

磁　石 咸,寒。归肝、心、肾经。镇惊安神、平肝潜阳、聪耳明目、纳气平喘。

补骨脂 辛、苦,温。归肾、脾经。温肾助阳、纳气平喘、温脾止泻;外用消风祛斑。

韭菜子 辛、甘,温。归肾、肝经。温补肝肾、壮阳固精。

熟地黄 甘,微温。归肝、肾经。补血滋阴、益精填髓。

阿　胶　甘,平。归肺、肝、肾经。滋阴润燥、补血止血。

制首乌　苦、甘、涩,微温。归肝、心、肾经。补肝肾、益精血、乌须发、强筋骨、化浊降脂。

制黄精　甘,平。归脾、肺、肾经。补气养阴、健脾、润肺、益肾。

墨旱莲　甘、酸,寒。归肝、肾经。补益肝肾、凉血止血。

女贞子　甘、苦,凉。归肝、肾经。滋补肝肾、明目乌发。

桑椹子　甘、酸,寒。归心、肝、肾经。滋阴补血、生津润燥。

黑料豆　甘,平。归脾、肾经。益精明目、养血祛风、利水解毒。

黑芝麻　甘,平。归肝、肾、大肠经。补肝肾、益精血、润肠。

五味子　酸、甘,温。归肺、肾、心经。收敛固涩、益气生津、补肾宁心。

山茱萸　酸、涩,微温。归肝、肾经。补益肝肾、收涩固脱。

六、具有光泽的中药

子实类中药有"中药维生素"之称,具补益明目、清肝明目、疏肝明目、利水明目之功。现代药理学研究证实,子实类含丰富的视网膜所需营养物质,故眼科临床普遍喜用子实类中药。以清肝明目代表药决明子为例,其水提物中的萘并吡喃酮类成分为其抗肝毒性的主要成分。其中决明子苷、红镰霉素-6-α芹菜糖基可显著对抗肝损伤。有研究报道,决明子可提高实验家兔乳酸脱氢酶的活力,增加眼组织中 ATP 含量,从而达到防治近视及明目的功效。

《神农本草经》中功效与明目相关的中药有近 60 种,其中子实类中药有20 余种,多归肝、肾经。古人在长期生产和医疗实践中发现,五脏六腑之精气皆上注于目,子实类中药由植物精华汇聚而成果实,色泽明亮、形状圆润,依据物象思维,子类似于人的眼睛,故推其具有明目的功效。"诸子明目"是后世医家依据取象比类思想及临床应用效果总结归纳得出的理论。《神农本草经》云:"蔓荆子,主筋骨间寒热……明目。""决明子,治青盲,目淫肤赤白膜……久服益精光。"陶弘景于《名医别录》中云:"褚实子,益气……明目。"蝙蝠夜里开眼,它的粪便夜明砂,黑里透亮,是清肝明目的良药、妙药。如吴普于《吴氏本草》中云:"立夏后阴干,治目冥,令人夜视有光。"甄权于《药性论》亦云:"治肝脏热毒冲眼……赤障青盲翳肿。""枸杞子,补益精……明目。"倪朱谟于《本草汇言》中云:"沙苑子,能够养肝明目,润泽瞳仁。"张璐于《本经逢原》中云:"菟丝子,祛风明目。""青葙子,治风热目疾……与决明子功同。"汪昂于《本草备要》中云:"女贞子,益肝肾,安五脏……明耳目。""覆盆子,益肾脏而固精,补肝虚而明目。"动物包括人类最有光泽的地方就是眼睛。按取象比类思维，表面有光泽的中药大多归肝经，一般具有明目功效，如蝉蜕、决明子、青葙子、珍珠母等（图 4-2-21~ 图 4-2-24）。

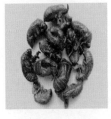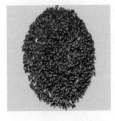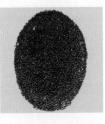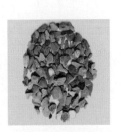

图 4-2-21　蝉蜕　　　图 4-2-22　决明子　　　图 4-2-23　青葙子　　　图 4-2-24　珍珠母

代表中药：

蝉　蜕　甘，寒。归肺、肝经。疏散风热、利咽透疹、明目退翳、息风止痉。

决明子　甘、苦、咸，微寒。归肝、大肠经。清热明目、润肠通便。

青葙子　苦，微寒。归肝经。清肝泻火、明目退翳。

车前子　甘，寒。归肝、肾、肺、小肠经。清热利尿通淋、渗湿止泻、明目、祛痰。

蛇　蜕　咸、甘，平。归肝经。祛风、定惊、退翳、解毒止痒。

珍　珠　甘、咸，寒。归心、肝经。定惊安神、明目消翳、解毒生肌、润肤祛斑。

石决明　咸，寒。归肝经。平肝潜阳、清肝明目。

珍珠母　咸，寒。归肝、心经。平肝潜阳、安神定惊、明目退翳。

紫贝齿　咸，平。归肝经。平肝潜阳、镇惊安神、清肝明目。

桑椹子　甘、酸，寒。归心、肝、肾经。滋阴、补血明目、生津润燥。

覆盆子　甘、酸，温。归肝、肾、膀胱经。益肾固精缩尿、养肝明目。

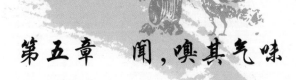

第五章　闻，嗅其气味

　　中医闻诊是医师通过听觉和嗅觉了解患者的声音和气味两方面的变化。《中药望闻问切》的"闻"指通过鼻子能否闻到一些中药的特殊气味及气味的厚薄，按一般规律分析归纳，最终对中药进行综合推断。如具有芳香或辛辣燥烈之气的中药，多属温热之性，一般具有辛温解表、芳香化湿、温里散寒、活血行气等功效；如无气味或有清凉特异之气的中药，多属寒凉之性，一般具有发散风热、清热泻火、凉血解毒、退热除蒸、泻热通便、滋阴润燥等功效；如闻之有特异香气的中药，因其具有辛香走窜之性，多为开窍辟秽之品，其主要作用为芳香辟秽、开窍醒脑；闻起来有臭秽之气的中药，内服或外用可以祛除邪秽、开窍解毒；如有腥膻气味的动物类中药，中医认为多入里入血分，一般具有活血祛瘀、息风止痉等功效。

　　闻本义是动词，如"闻，知声也"（东汉许慎《说文》）、"春眠不觉晓，处处闻啼鸟"（唐代孟浩然《春晓》），又为名词，如"前时之闻"（宋代王安石《伤仲永》），现多用作动词，指嗅，即通过鼻子的嗅觉得到的感觉及过程，如闻到芬芳气味。

　　气味古义指气和味（气味和味道），指鼻子的感觉和口的感觉，如"九英，叶根麤大，虽堪举卖，气味不美"（北魏贾思勰《齐民要术·蔓菁》），今义指通过鼻闻所得到的感觉。在古代哲学中，气指存于宇宙之中的无形而运动不息的极细微物质，是构成宇宙万物的共同本原，宇宙万物的生成皆为气自身运动的结果，气是运动不息的，是推动宇宙万物发生、发展和变化的动力。现代的气指挥发性物质，通常是小分子。味是由感官感知，是指物质分子作用在感觉器官后产生物理能量的改变（物理量可以是电、磁、光、离子流、分子流等），产生的信号通过神经传到大脑。所以，气味不仅指一类物质，亦指物质之间能量相互作用的过程（能量场的辐射）。能刺激嗅觉器官的物质分子是很多的，主要是具有挥发性、可溶性的有机物质。

　　在一定的时间和空间范围内，事物之间都有或多或少的相互感应、相互影响、相互作用，中药之所以能闻出气味乃其本身所含成分的散发，产生的信息通过人体的神经再传递到大脑。古代哲学关于通过气的中介作用而使宇宙万物得以相互感应的认识，渗透到中医药学，对气负载着人类与外界之间传递生命信息的理论的产生，亦提供了一种类比思维的方法。《吕氏春秋·应同》认为同类事物之间存在着"类同则召，气同则合，声比则应"的相互感应的联系。事物间的相互感应是自然界普遍存在的现象，各种物质形态的相互影响、相互作用都是感应。如乐器共振其鸣、磁石吸铁、日月吸引海水形成潮汐，以及日月、昼夜、季节气候变化影响人的生理与病理过程等，皆属自然感应现象。

中药的气味与中药四气既相区别又有着密切联系。气味是指中药中所含的独特的挥发性物质刺激人的感受器官所引起的感觉。中药气味最原始的定性方法是通过鼻闻而得来，已经有上千年的临床验证的积累，沿用至今的专属性和科学性是毋庸置疑的。中药的气味是中药的内在本质特性在外的表现形式之一，并非中药药性理论"四气五味"中的"气"与"味"。《神农本草经》正式赋予了中药"四气五味"，指出"药有酸苦甘辛咸五味，又有寒热温凉四气"。中药之寒、热、温、凉四气，总以阴阳、寒热对应。中药的四气相互对立又相互依赖，寒凉与温热是相对立的两种药性，其本质不同；温与热、寒与凉在本质上相同，程度上有差异。中药的气味与中药成分关系密切，也就是说中药的内在特性决定了它所散发的气味，其本身气味厚薄与中药的四气又互相对应。中药望闻问切"闻法"是从中药的气味厚薄反推中药的寒、热、温、凉四性，并进一步推断中药的升降浮沉。能闻到气味的中药一般是其能量的释放，故温热者居多，一般主升浮。如含有挥发油成分的中药，大多数具有特殊的气味，且气味的浓淡与所含的挥发油等成分的含量成正比。反之，闻不到气味的中药，一般是吸收能量的，故寒凉者居多，一般主沉降，如许多矿物类中药。有些中药还可以通过特殊的气味推断出相关的功效。

第一节 芳香或辛辣燥烈之气

中药有着独特的理论系统和应用形式，亦有其特殊的的辨识方法。中药之所以能闻到气味，其真正过程是一种物理能量的对外释放。通过中药所散发出的特殊气味来反推其四气，具有一定的实用性与可行性。然鼻嗅之法并不适用于全部中药。随着科技的发展及一些仿生技术的使用，中药"嗅闻"之法会逐渐完善。

《中药学》中筛选出具有较明显芳香气味的中药70余味,近80%的中药药性温热。芳香类中药多含挥发油或精油,挥发油是一种包括醇、酚、醛、酮、酯及萜烯等一类具有生物活性成分的混合物。

一、辛温解表药

辛温解表类中药多有芳香之品,如解表药中的羌活、香白芷、细辛、紫苏叶、香薷等,皆具发汗解表之功用,主治邪气侵袭肌表而引起的各种风寒表证。徐大椿于《神农本草经百种录》中云:"凡药香者,皆能疏散风邪。""凡芳香之物,皆能治头面肌表之疾。"此类药品多味辛气香,主入肺、膀胱经,偏行肌表,开泄肌肤腠理,疏解留滞于表之邪。

二、芳香化湿药

芳香化湿类中药,如白豆蔻、青皮、陈皮、厚朴、佩兰、广藿香等,多味辛、性偏温燥,主入脾、胃经。吴师机于《理瀹骈文》中对芳香中药的作用总结为"……率领群药,开结行滞,直达其所……","而土爱暖而喜芳香",芳香化湿是用芳香类中药祛湿醒脾,行中焦之气机,以解除阻滞脾胃之湿邪,对运化功能失常导致的症状,也具有良好效果。

三、温里散寒药

温里类中药,如吴茱萸、小茴香、肉桂、丁香、花椒等均为芳香或辛辣之品,此类药品味多辛热,所以其温通之力相对比较峻猛,如肉桂。黄元御于《玉楸药解》中云:"肉桂,温暖条畅,大补血中温气。香甘入土,辛甘入木,辛香之气,善行滞结,是以最解肝脾之郁。"辛温芬芳中药走脏腑而温通经脉,缓急止痛,因这些中药的主要归经不同而有多种效用,主治里寒证,尤以里实寒证为主。

四、行气活血药

理气类中药多辛苦温而辛香走窜,故能疏理气机,又以其性能不同而具有不同的功效。如青木香、橘皮擅长疏理中焦之气而畅达脾胃滞气,可主治脾胃气滞。《素问·阴阳应象大论》中云:"风胜湿。"从五行相生相克的关系来理解,湿属土,风属木,木能克土,故风能胜湿。风药多轻扬发散,有芳香之气,如香附、玫瑰花、合欢花、月季花等。当脾功能低下时,肝木过于旺盛会出现"木亢乘土"的现象,因此运用芳香之品以抑木扶土,可使肝气得以条达而脾气得健运，如沉香、香附、厚朴等。此外，亦有一些具有活血化瘀作用的中药气味芬芳，如乳香、没药、郁金、麝香、川芎等。

　　总之，闻之有芳香或辛辣燥烈之气的中药，其性大多温、热，多具有升浮之性，分别具有发散风寒、祛风除湿、燥湿健脾、温里散寒、行气止痛、活血化瘀、补火助阳、回阳救逆、开窍醒神、辟秽去浊等作用，如羌活、豆蔻、吴茱萸、香附等（图 5-1-1～图 5-1-4）。

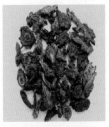  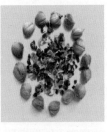 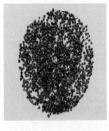 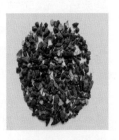

图 5-1-1　羌活　　　图 5-1-2　豆蔻　　　图 5-1-3　吴茱萸　　　图 5-1-4　香附

代表中药：

桂　枝　辛、甘、温。归肺、心、膀胱经。发汗解肌、温通经脉、助阳化气、平降冲逆。

紫　苏　辛，温，归肺、脾经。解表散寒、行气和胃。

香　薷　辛，微温。归肺、脾、胃经。发汗解表、化湿和中、利水消肿。

荆　芥　辛，微温。归肺、肝经。解表祛风、透疹消疮。

羌　活　辛、苦，温。归膀胱、肾经。解表散寒、祛风除湿、止痛。

白　芷　辛，温。归肺、胃、大肠经。解表散寒、祛风止痛、宣通鼻窍、消肿排脓、燥湿止带。

细　辛　辛，温。归肺、肾、心经。解表散寒、祛风止痛、宣通鼻窍、温肺化饮。

藁　本　辛，温。归膀胱经。祛风、散寒、除湿、止痛。

独　活　辛、苦，微温。归肾、膀胱经。祛风除湿、通痹止痛、解表。

藿　香　辛，微温。归脾、胃、肺经。芳香化湿、和中止呕、发表解暑。

佩　兰　辛，平。归脾、胃、肺经。芳香化湿、醒脾开胃、发表解暑。

厚　朴　苦、辛，温。归脾、胃、肺、大肠经。燥湿消痰、下气除满。

苍　术　辛、苦，温。归脾、胃、肝经。燥湿健脾、祛风散寒、明目。

砂　仁　辛，温。归脾、胃、肾经。化湿开胃、温脾止泻、理气安胎。

白豆蔻　辛，温。归肺、脾、胃经。化湿行气、温中止呕、开胃消食。

草豆蔻　辛,温。归脾、胃经。燥湿行气、温中止呕。

红豆蔻　辛,温。归脾、肺经。散寒燥湿、醒脾消食。

草　果　辛,温。归脾、胃经。燥湿温中、除痰截疟。

干　姜　辛,热。归脾、胃、肾、心、肺经。温中散寒、回阳通脉、温肺化饮。

肉　桂　辛、甘,大热。归肾、脾、心、肝经。补火助阳、引火归原、散寒止痛、温通经脉。

吴茱萸　辛、苦,热;有小毒。归肝、脾、胃、肾经。散寒止痛、降逆止呕、助阳止泻。

花　椒　辛,温。归脾、胃、肾经。温中止痛、杀虫止痒。

荜澄茄　辛,温。归脾、胃、肾、膀胱经。温中散寒、行气止痛。

陈　皮　辛、苦,温。归脾、肺经。理气健脾、燥湿化痰。

青　皮　苦、辛,温。归肝、胆、胃经。疏肝破气、消积化滞。

枳　实　苦、辛、酸,微寒。归脾、胃经。破气消积、化痰除痞。

枳　壳　苦、辛、酸,微寒。归脾、胃经。理气宽中、行滞消胀。

木　香　辛、苦,温。归脾、胃、大肠、胆、三焦经。行气止痛、健脾消食。

沉　香　辛、苦,微温。归脾、胃、肾经。行气止痛、温中止呕、纳气平喘。

檀　香　辛,温。归脾、胃、心、肺经。行气温中、开胃止痛。

乌　药　辛,温。归肺、肾、脾、膀胱经。行气止痛、温肾散寒。

香　附　辛、微苦、微甘,平。归肝、脾、三焦经。疏肝解郁、理气宽中、调经止痛。

佛　手　辛、苦、酸,温。归肝、脾、胃、肺经。疏肝理气、和胃止痛、燥湿化痰。

香　橼　辛、苦、酸,温。归肝、脾、肺经。疏肝理气、宽中、化痰。

阿　魏　苦、辛,温。归脾、胃经。消积、化癥、散痞、杀虫。

艾　叶　辛、苦,温;有小毒。归肝、脾、肾经。温经止血、散寒止痛、调经、安胎;外用祛湿止痒。

川　芎　辛,温。归肝、胆、心包经。活血行气、祛风止痛。

乳　香　辛、苦,温。归心、肝、脾经。活血定痛、消肿生肌。

没　药　辛、苦,温。归心、肝、脾经。活血定痛、消肿生肌。

红　花　辛,温。归心、肝经。活血通经、散瘀止痛。

麝　香　辛,温。归心、脾经。开窍醒神、活血通经、消肿止痛。

苏合香　辛,温。归心、脾经。开窍醒神、辟秽、止痛。

石菖蒲　辛、苦,温。归心、胃经。开窍豁痰、醒神益智、化湿开胃。

白　术　苦、甘，温。归脾、胃经。健脾益气、燥湿利水、止汗、安胎。

益智仁　辛，温。归肾、脾经。暖肾固精缩尿、温脾止泻摄唾。

当　归　甘、辛，温。归肝、心、脾经。补血活血、调经止痛、润肠通便。

第二节　无气味或清凉特异之气

与闻之有芳香或辛辣燥烈之气的中药相反，闻之无气味或有清凉特异气味的中药，大部分从外界吸收能量，其性多为寒、凉，多具沉降趋势。寒凉药主要作用趋势沉降，其中气微的中药所占比例最大，占总数的 40% 左右，无气味的中药占总数的 25% 左右，特异气味的中药占总数的 10% 左右。总之，寒凉药的药效范围较广。

故而，闻之无气味或有清凉之感的中药，一般多具有发散风热、清热泻火、凉血解毒、退热除蒸、泻热通便、清热利尿、凉血止血、清化热痰、凉肝息风、清心开窍、滋阴润燥等功效，如薄荷、重楼、番泻叶、白及等（图 5-2-1~ 图 5-2-4）。

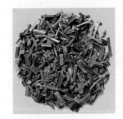 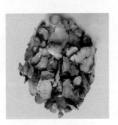 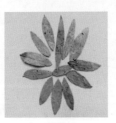 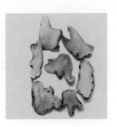

图 5-2-1　薄荷　　　图 5-2-2　重楼　　　图 5-2-3　番泻叶　　　图 5-2-4　白及

代表中药：

薄　荷　辛，凉。归肺、肝经。疏散风热、清利头目、利咽、透疹、疏肝行气。

蔓荆子　辛、苦，微寒。归膀胱、肝、胃经。疏散风热、清利头目。

石　膏　辛、甘，大寒。归肺、胃经。清热泻火、除烦止渴、收敛生肌、收湿止血。

知　母　苦、甘，寒。归肺、胃、肾经。清热泻火、滋阴润燥。

芦　根　甘，寒。归肺、胃经。清热泻火、生津止渴、除烦、止呕、利尿。

天花粉　甘、微苦，微寒。归肺、胃经。清热泻火、生津止渴、消肿排脓。

竹　叶　甘、辛、淡，寒。归心、胃、小肠经。清热泻火、除烦、生津、利尿。

青　黛　咸，寒。归肝经。清热解毒、凉血消斑、泻火定惊。

重楼　苦,微寒;有小毒。归肝经。清热解毒、消肿止痛、凉肝定惊。

野菊花　辛、苦,微寒。归肝、心经。清热解毒、泻火平肝。

金银花　甘,寒。归肺、心、胃经。清热解毒、疏散风热。

鱼腥草　辛,微寒。归肺经。清热解毒、消痈排脓、利尿通淋。

穿心莲　苦,寒。归心、肺、大肠、膀胱经。清热解毒、凉血消肿。

生地　甘,寒。归心、肝、肾经。清热凉血、养阴生津。

玄参　甘、苦、咸,微寒。归肺、胃、肾经。清热凉血、滋阴降火、解毒散结。

牡丹皮　苦、辛,微寒。归心、肝、肾经。清热凉血、活血化瘀。

紫草　甘、咸,寒。归心、肝经。清热凉血、活血解毒、透疹消斑。

青蒿　苦、辛,寒。归肝、胆经。清虚热、除骨蒸、解暑热、截疟。

胡黄连　苦,寒。归肝、胃、大肠经。退虚热、除疳热、清湿热。

番泻叶　甘、苦,寒。归大肠经。泻热行滞、通便、利水。

芦荟　苦,寒。归肝、胃、大肠经。泻下通便、清肝泻火、杀虫。

薏苡仁　甘、淡,凉。归脾、胃、肺经。利水渗湿、健脾止泻、除痹、排脓、解毒散结。

玉米须　甘,平。归膀胱、肝、胆经。利水消肿、利湿退黄。

滑石粉　甘、淡,寒。归膀胱、肺、胃经。利尿通淋、清热解暑;外用收湿敛疮。

茵陈　苦、辛,微寒。归脾、胃、肝、胆经。清利湿热、利胆退黄。

白茅根　甘,寒。归胃、肺、膀胱经。凉血止血、清热利尿。

白及　苦、甘、涩,微寒。归肺、胃、肝经。收敛止血、消肿生肌。

自然铜　辛,平。归肝经。散瘀止痛、续筋接骨。

竹黄　淡,平。归肺、肝经。化痰止咳、活血祛风、利湿。

前胡　苦、辛,微寒。归肺经。降气化痰、散风清热。

朱砂　甘,微寒;有毒。归心经。清心镇惊、安神、明目、解毒。

磁石　咸,寒。归心、肝、肾经。镇惊安神、平肝潜阳、聪耳明目、纳气平喘。

代赭石　苦,寒。归肝、心、肺、胃经。平肝潜阳、重镇降逆、凉血止血。

天麻　甘,平。归肝经。息风止痉、平抑肝阳、祛风通络。

钩藤　甘,凉。归肝、心包经。息风定痉、清热平肝。

羚羊角　咸,寒。归肝、心经。平肝息风、清肝明目、清热解毒。

冰片　辛、苦,微寒。归心、脾、肺经。开窍醒神、清热止痛。

百合　甘,寒。归肺、心经。养阴润肺、清心安神。

石斛　甘,微寒。归胃、肾经。益胃生津、滋阴清热。

玉　竹　甘，微寒。归肺、胃经。养阴润燥、生津止渴。

黄　精　甘，平。归脾、肺、肾经。补气养阴、健脾、润肺、益肾。

第三节　异香或臭秽之气

《吕氏春秋通诠》载有膻、焦、香、腥、朽五臭之说，芳香曾属于五臭的范畴。在辟秽解毒方面，芳香中药的研究与应用历史可谓源远流长，具有丰富的文献资料，如《山海经》《博物志》《汉宫香方》《上香方》《杂香膏方》等多有论述。

一、芳香辟秽

心为君主之官，主藏神，主神明，心窍开通则精神振奋，反应灵敏，神志清醒。"清阳出上窍"，若火热之毒邪、湿热之痰浊等邪气蒙蔽清窍，则心窍闭阻而神昏谵语、痉厥动风，甚至昏迷不醒；若上窍蒙蔽，则出现耳鸣耳聋、鼻塞流涕、目生翳障等症状。"香"擅长走窜，皆入心经，故能入心通窍散邪，启闭回苏，开窍醒神，主治温病热陷心包、痰浊蒙蔽清窍导致的病症及猝然昏厥、痉挛抽搐等症。芳香类中药自古被用于瘟疫的预防，可制成香囊随身佩戴，亦或焚烧散发芳香气味的中草药，如檀香、降香、香白芷、艾叶等，熏蒸居住之所。徐大椿于《神农本草经百种录》中云："香者气之正，正气盛则除邪辟秽也。"现代大量药理研究表明，芳香类中药具有广谱抗菌、抗病毒等作用。现代的香熏、香水等用品，虽然加入了很多化学合成物以增加产品的功效与香气持久力，然其最初始的原料亦为植物药。

这部分中药，闻之有特异的香气，具有辛香走窜之性，均为开窍辟秽之品，其主要作用为芳香辟秽、开窍醒脑，可治疗闭证神昏，如白芷、麝香、苏合香、樟脑等（图5-3-1~图5-3-4）。

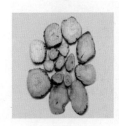
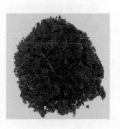
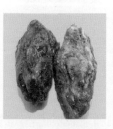
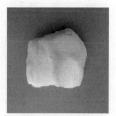

图5-3-1　白芷　　　图5-3-2　麝香　　　图5-3-3　苏合香　　　图5-3-4　樟脑

代表中药：

白　芷　辛,温。归肺、胃、大肠经。解表散寒、祛风止痛、宣通鼻窍、燥湿止带、消肿排脓。

石菖蒲　辛、苦,温。归心、胃经。开窍豁痰、醒神益智、化湿开胃。

麝　香　辛,温。归心、脾经。开窍醒神、活血通经、消肿止痛。

苏合香　辛,温。归心、脾经。开窍辟秽、止痛。

龙　脑　辛、苦,凉。归心、脾、肺经。开窍醒神、清热止痛。

樟　脑　辛,热;有毒。归心、脾经。开窍辟秽、除湿杀虫、温散止痛。

二、臭秽解毒

《素问·腹中论》云:"黄帝问云:有病心腹满旦食则不能暮食此为何病?岐伯对云:名为鼓胀。帝云:治之奈何? 岐伯云:治之以鸡矢醴,一剂知二剂已。帝云其时有复发者何也? 岐伯云:此饮食不节故时有病也。虽然其病且已时,故当病气聚于腹也。"

关于鸡屎入药的说法,后世因为鸡屎为臭秽之物而厌之,所以药肆之间多不备此药。临床观察发现,消化不良致腹部胀满者,实为食物积滞成秽浊之物而不下,常有嗳腐吞酸,嗳出气体中常夹杂腐浊的酒气,用鸡矢醴方来治疗,取鸡屎消食通便,取醴以消酒秽之气,实为"以秽制秽"的代表方,符合中医药理学的理念。

此类中药,闻起来有一种臭秽之气,内服或外用时可以祛除邪秽,开窍解毒,如人中白、人中黄、牛黄、阿魏等(图5-3-5~图5-3-8)。

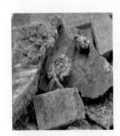
图5-3-5　人中白

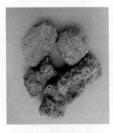
图5-3-6　人中黄

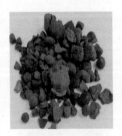
图5-3-7　牛黄

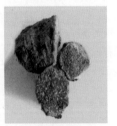
图5-3-8　阿魏

代表中药：

人中白　咸,凉。归肺、心、膀胱经。清热降火、止血化瘀。

人中黄　甘、咸,寒。归心、胃经。清热凉血、泻火解毒。

牛　黄　苦,凉。归心、肝经。凉肝息风、清心豁痰、开窍醒神、清热解毒。

阿　魏　苦、辛,温。归脾、胃经。消积、化癥、散痞、杀虫。

童　便　咸,寒。归膀胱、心、肺经。止血消瘀、滋阴降火。

第四节　腥膻之气

　　动物类中药包含动物的全体(如蜈蚣)、动物体的一部分(如鹿茸)、动物的分泌物(如麝香)及动物的生理或病理性产物(如蛇蜕、牛黄等)。现代研究发现,动物类中药在维持血液正常运行、保护神经系统、抗肿瘤、调节免疫功能等方面具有显著的作用,在临床的运用逐渐广泛。

　　动物类中药大部分为血肉之品,且闻之多有腥膻气味。中医理论认为,血肉有情之品一般多入里入血分,具有活血祛瘀功效的动物类中药大多入血分。某些动物因其蠕动之性广泛运用于瘀血所导致的各类病症,如土鳖虫、水蛭、斑蝥、虻虫等;某些动物类中药具有息风止痉作用,如全蝎、僵蚕、蜈蚣、地龙等(图5-4-1~图5-4-4)。

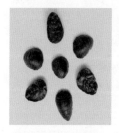 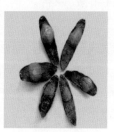 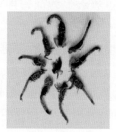 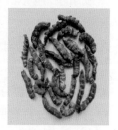

图5-4-1　土鳖虫　　　图5-4-2　水蛭　　　图5-4-3　全蝎　　　图5-4-4　僵蚕

代表中药:

土鳖虫　咸,寒;有小毒。归肝经。破血逐瘀、续筋接骨。

水　蛭　咸、苦,平;有小毒。归肝经。破血通经、逐瘀消癥。

斑　蝥　辛,热;有大毒。归肝、胃、肾经。破血消癥、攻毒蚀疮、引赤发泡。

虻　虫　苦,凉;有毒。归肝经。逐瘀破积、通经。

地　龙　咸,寒。归肝、脾、膀胱经。清热定惊、通经活络、平喘利尿。

全　蝎　辛,平;有毒。归肝经。息风镇痉、通络止痛、攻毒散结。

蜈　蚣　辛,温;有毒。归肝经。息风镇痉、通络止痛、攻毒散结。

僵　蚕　咸、辛,平。归肝、肺、胃经。息风止痉、祛风通络、疏风散热、化痰散结。

第六章 问，入门须口尝

中医问诊是医师通过询问以了解患者既往病史、起病原因、发病和治疗经过，以及现在自觉症状、饮食喜恶等情况，结合其他三诊全面分析做出判断。《中药望闻问切》通过"问"法，通过口尝得到中药的滋味，按一般规律分析归纳，最终对中药进行综合推断。如尝之味酸多具有固表止汗、敛肺止咳、涩肠止泻、固精缩尿、固崩止带等功效；如尝之味苦多具有清热泻火、下气平喘、降逆止呕、通利大便、清热燥湿、苦温燥湿、泻火存阴等功效；如尝之味甘多具有滋养补虚、调和药性及缓急止痛等功效；如尝之味辛辣多具有解表、行气、活血、温里等功效；如尝之味咸多具有泻下或润下通便及软化坚硬、消散结块等功效；如某些中药浅尝即有刺激、麻舌之感，则多有一定的毒副作用。

中药为一种有形的物质，其所含化学成分很复杂，通常有糖类、蛋白质、油脂、蜡、酶、色素、维生素、有机酸、鞣质、无机盐、挥发油、生物碱、苷类等。每一种中药都可能含有多种成分，少则几种，多则几十种，甚至更多。在这些成分中，有一部分具有明显生物活性并起治疗作用的，常称为有效成分，如生物碱、苷类、挥发油、氨基酸等，这些成分产生的味觉感受是不一样的。中医药理论一般将中药确定为五种味道。五味是指中药固有的性质，即中药的辛、甘、酸、苦、咸五种味道。中药的五味是中药的另一内在本质特性，其确定基于味觉器官，决定了临床疗效，也是对中药真实味道与中药功用相结合的总结归纳。此外，尚有淡、涩二味，因淡味无特殊滋味，后世医家主张"淡附于甘"，且涩味药和酸味药的功效又相似，故一般不另立淡涩，仍称五味。《素问·至真要大论》："辛散、酸收、甘缓、苦坚、咸软"，是对中药五味功用的最早概括。一方面，五味是中药的真实滋味，与中药所含的成分有关，因而具有一定的规律性，如酸味、涩味与有机酸、鞣质有关；苦味与生物碱、苦味质有关；甘味多与糖类、淀粉有关；辛味多与挥发油有关；咸味与无机盐类有关。另一方面，五味是中药的功效总结，体现了味与功效的联系。中医药理论认为：味之相同，作用相近；味之不同,功效亦异。《素问·至真要大论》云:"五味入胃,各归所喜。酸先入肝,苦先入心,甘先入脾,辛先入肺,咸先入肾。久而增气,物化之常;气增而久,夭之由也。"汪昂于《本草备要》中明确记载:"凡药酸者能涩能收,苦者能泄能燥能坚,甘者能补能和能缓,辛者能散能行,咸者能下能软,淡者能利窍能渗泄,此五味之用也。"根据文献记载及中药临床应用的经验,可以简单归纳中药五味的功用。辛味药具有发散、行气、润养的作用;甘味药有滋补、缓急、调中的作用;酸味药具有收敛、固涩的作用;苦味药有燥湿、清泄、下降、坚阴的作用;咸味药有软坚、润下、散结的作用。

中华民族是一个伟大的民族,从仓颉造字的古老传说及100多年前甲骨文的发现,都说明文字很早即已开始形成。后人根据汉字的形成所作的整理,概括为汉字的六种构造条例,包括:指事、象形、形声、会意、转注、假借。中国东汉学者许慎于《说文解字》中记云:"周礼八岁入小学,保氏教国子,先以六书。一云指事:指事者,视而可识,察而可见,'上''下'是也。二云象形:象形者,画成其物,随体诘诎,'日''月'是也。三云形声:形声者,以事为名,取譬相成,'江''河'是也。四云会意:会意者,比类合谊,以见指㧑,'武''信'是也。五云转注:转注者,建类一首,同意相受,'考''老'是也。六云假借:假借者,本无其字,依声托事,'令''长'是也。"问,按六书体例属形声字,外声内形,"门"与"问"韵母相同,属于同韵形声。门与口结合为问,从医者问患,从药者问药,口尝五味,方得入门。

我国自古以来就有"神农尝百草,始有医药"的传说和记载,"始"也有开门立派之意。西汉贾陆的《新语卷上·道基第一》及任昉《记异记》中都有神农尝百草的古谚等。它真实生动地反映了我们的祖先在与自然和疾病做斗争的过程中,发现中药,并逐步积累医药实践经验的历史过程。在原始社会的初期,由于生产力低下,人们不知农作物的种植栽培技术,只是共同采集,成群出猎,过着"巢栖穴窜,毛血是茹"的原始生活。在他们采集野果、种子和挖取植物根茎的过程中,由于饥不择食,误食某些有毒植物而发生呕吐、腹泻,甚至引起昏迷和死亡。如误食大黄,引起腹泻;吃了瓜蒂引起呕吐;也可能因食用某些植物(如生姜)使原来的呕吐得到缓解。人们就是这样通过长期的观察和实践,逐步学会了辨别食物和毒物的知识。通过无数次观察,口尝身受,实际体验,逐步认识了植物的治疗作用和毒副作用,并进而有意识地加以利用,这就是早期植物药的发现。由于弓箭的发明和应用,原始社会的人们开始狩猎和捕鱼,逐渐发现一些动物也有治疗作用。例如《山海经》中,有关于防疫中药如青耕乌、珠鳖鱼、三足鳖，"食之可以御疫"的记载，就是我们祖先从动物食物中发现动物药的旁证。毋庸置疑，中华民族赖以生存的"食"与"药"，都是千百万年来对可食物种进行"口尝身试"实践经验的总结与记录。

中药如须入门，口尝必不可少，五味入口，其功毕现。在中医药的发展史上，中医问诊亦有"未诊先问，最为有准"。一个问字，包含了太多的内容，这里仅就口尝做主要的说明。中医药学认为不同的中药对人体脏腑有不同的亲和性，而这种作用，由中药的本性所决定。中医药学习者在未掌握中药功效的初始阶段，需口尝了解中药的五味这一本质特性，再推断中药的相关功效及应用，这将是一个简单、快捷、有效的学习方法。中药的五味、归经等信息可通过口尝的方法部分获得，知道了中药的五味，其大致功效即可推断。

第一节　酸　味

酸："能收、能涩"，即具有收敛、固涩的作用。一般固表止汗、敛肺止咳、涩肠止泻、固精缩尿、固崩止带的中药多具有酸味。酸味药多用于体虚多汗、肺虚久咳、久泻肠滑、遗精滑精、遗尿尿频、崩漏不止等证。历代医家对酸味中药的功效从不同角度阐述了不同的见解，对酸与涩的理解也各不相同。一般来说，涩乃酸的开始，酸涩没必要分得太清。实际上，通常果实在幼果时是涩的，然后开始变酸，只有成熟了才开始变甜，如橘子，因此酸涩总是并称，故张志聪于《本草崇原》中有"涩附于酸"之说。

一、收，收敛

《素问·藏气法时论》云："酸收"，"心苦缓，急食酸以收之"，"肝欲散，急食辛以散之，用辛补之，酸泻之"，"肺欲收，急食酸以收之，用酸补之，辛泻之"。即心气苦于缓散，宜急食酸味来收敛，因心属火，酸属木，"虚则补其母"，此处的酸收有以母资子之意；肝气性喜条达而恶抑郁，得辛则散，得酸则收，此处所说的补泻是针对肝用而言的，即"顺其性为补，逆其性为泻"；酸味可收敛肺气，以达到"收之以补"的效果。

二、涩，固涩

"涩"作为气味最初见于《神农本草经》，其言龙胆"味苦涩"，除了反映中药的气味，涩还用于描述中药的性能或功效，如《灵枢·五味论》云："酸入于胃，其气涩以收。"陶弘景于《本草经集注》中云牡蛎："涩大小肠，止大小便"；言朴硝："能寒能热，能滑能涩"。陈藏器于《本草拾遗·条例》中提出"药有宣、通、补、泄、轻、重、涩、滑、燥、湿十种"，并于"涩可去脱"下举数药为例。

　　总之，酸涩味中药一般多含有有机酸、鞣质等成分，多见于带有果肉的果实类中药。如求其酸涩之味，当于果实未成熟时采收。现代药理研究证明，酸味药具有抗病原微生物、凝固、吸附及调节神经系统等方面的药理作用。

　　综合古代医家观点，结合现代药理分析可知，酸涩味中药具有收敛、固涩的作用，如木瓜、诃子、石榴皮、芡实等（图6-1-1~图6-1-4）。

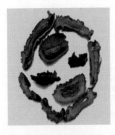 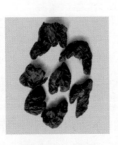 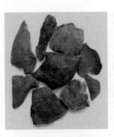 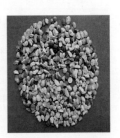

图6-1-1　木瓜　　　　图6-1-2　诃子　　　　图6-1-3　石榴皮　　　图6-1-4　芡实

代表中药：

木　瓜　酸，温。归肝、脾经。舒筋活络、和胃化湿、消食、生津止渴。

五味子　酸、甘，温。归肺、心、肾经。收敛固涩、益气生津、补肾宁心。

乌　梅　酸、涩，平。归肝、脾、肺、大肠经。敛肺、涩肠、生津、安蛔。

五倍子　酸、涩，寒。归肺、大肠、肾经。敛肺降火、涩肠止泻、固精止遗。

罂粟壳　酸、涩，平；有毒。归肺、大肠、肾经。敛肺、涩肠、止痛。

诃　子　苦、酸、涩，平。归肺、大肠经。涩肠止泻、敛肺止咳、降火利咽。

石榴皮　酸、涩，温。归大肠经。涩肠止泻、止血驱虫。

山茱萸　酸，微温。归肝、肾经。补益肝肾、收敛固涩。

覆盆子　甘、酸，温。归肝、肾、膀胱经。益肾固精缩尿、养肝明目。

金樱子　酸、甘、涩，平。归肝、肾、膀胱、大肠经。固精缩尿、固崩止带、涩肠
　　　　止泻。

莲　子　甘、涩，平。归脾、肾、心经。补脾止泻、止带、益肾涩精、养心安神、敛
　　　　汗止血、收湿敛疮。

芡　实　甘、涩，平。归脾、肾经。益肾固精、补脾止泻、除湿止带。

第二节 苦 味

苦："能燥、能泄、能坚"，即具有清泄火热、泄降气逆、通泄大便、燥湿、坚阴（泻火存阴）等作用。一般清热泻火、下气平喘、降逆止呕、通利大便、清热燥湿、苦温燥湿、泻火存阴的中药多具有苦味。苦味药多用于热证、火证、喘咳、呕恶、便秘、湿证、阴虚火旺等证。历代医家对苦味中药的功效从不同角度阐述了不同的见解。

一、燥，燥湿

《素问·藏气法时论》云："脾苦湿，急食苦以燥之。"又云："脾欲缓，急食甘以缓之，用苦泻之，甘补之。"王冰注："苦泻，取其坚燥。"指出此处的苦味发挥的仍是燥湿的作用。又有《素问·至真要大论》在论述"湿淫于内""湿淫所胜"时均提及"以苦燥之"的治法，由此可知《黄帝内经》认为苦有燥湿的作用。张锡纯于《医学衷中参西录·黄连解》中云："苦为火之味，燥为火之性"，明确了苦与燥之间的相关性，也为苦味"能燥"提供了一定的佐证。

二、泄，泄实

1. 泻热

南齐褚澄于《褚氏遗书·除疾》中载"苦去热"，认为苦味有清泄火热的作用。李梴于《医学入门·本草总括》中云："苦泻，谓泻其上升之火也。"汪昂于《本草备要》中云："苦者能泻能燥能坚"，"苦能泄热"。王冰注："下，谓利之使不得也。"认为"下"指攻下燥邪。清代吴仪洛于《本草从新·药性总义》中云："苦能泄火"，指出苦味有清泄火热的作用。

2. 泄结

清代吴仪洛于《本草从新·药性总义》中云："苦能泄、所以去热之实也"，又有"燥结不通则邪实于内，故当以苦下之"之说，认为苦味有通泄胃肠积滞的作用；在论述海藻时又言"苦能泄结"，认为苦味有破泄结聚的作用。

3. 泄气

《素问·藏气法时论》云："肺苦气上逆，急食苦以泄之"，指出苦味有泄降气逆的作用。《素问·至真要大论》云"阳明之复"时，主张"以苦泄之，以苦下之"。

三、坚，坚阴

《素问·藏气法时论》云："肾欲坚，急食苦以坚之，用苦补之，咸泻之。"指出苦味有坚肾的作用。《素问·至真要大论》提到"寒淫于内"及"太阳之复"时，也主张"以苦坚之"，此两处仍是指坚肾的作用。《本草备要》云："苦能泻热而坚肾，泻中有补也。"此处之"补"是指"泻火存阴""以泻为补"。叶天士于《临证指南医案·幼科要略·伏气》中云："春温一症，由冬令收藏未固，昔人以冬寒内伏，藏于少阴。入春发于少阳。以春木内应肝胆也。寒邪深伏，已经化热，昔贤以黄芩汤为主方，苦寒直清里热。热伏于阴，苦味坚阴，乃正治也。"明确提出"苦味坚阴"，并阐述了此处应用苦味的两层含义：清泄外感温热之邪；通过清热达到保护阴液的目的。

苦味中药一般多含有生物碱、苦味质等成分。现代药理研究证明，苦味药具有抗炎、抗菌、止咳、致泄、止呕等方面的药理作用。

综合古代医家观点，结合现代药理分析可知，苦味中药多具有清热泻火、清热燥湿、清热解毒、清热凉血、苦温燥湿、苦寒泻下等功效，如栀子、黄连、穿心莲、大黄等（图 6-2-1～图 6-2-4）。

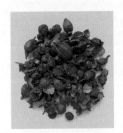 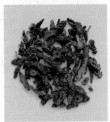 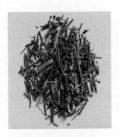 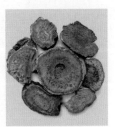

图 6-2-1 栀子　　图 6-2-2 黄连　　图 6-2-3 穿心莲　　图 6-2-4 大黄

代表中药：

栀 子 苦，寒。归心、肺、三焦经。泻火除烦、清热利湿、凉血解毒；外用消肿止痛。

黄 连 苦，寒。归心、肝、脾、胃、胆、大肠经。清热燥湿、泻火解毒。

连 翘 苦，微寒。归肺、心、小肠经。清热解毒、消肿散结、疏散风热。

穿心莲 苦，寒。归心、肺、大肠、膀胱经。清热解毒、凉血消肿。

牡丹皮 苦，辛，微寒。归心、肝、肾经。清热凉血、活血化瘀。

大 黄 苦，寒。归脾、胃、大肠、肝、心包经。泻下攻积、清热泻火、凉血解毒、逐瘀通经、利湿退黄。

第三节 甘 味

甘："能补、能和、能缓"，即具有补益、和中、调和药性和缓急止痛的作用。一般滋养补虚、调和药性及制止疼痛的中药多具有甘味。甘味药多用于正气虚弱、身体诸痛等证及调和药性、中毒解救。淡味药实际上是甘味中之最淡薄者，为余甘之味，能渗、能利，多见于利水渗湿药。历代医家对甘味中药的功效从不同角度阐述了不同的见解。

一、补，补益

《素问·藏气法时论》云："脾欲缓，急食甘以缓之，用苦泻之，甘补之。"《灵枢·终始》云："阴阳俱不足，补阳则阴竭，泻阴则阳脱。如是者，可将以甘药。"汪昂于《本草备要》中云："甘者能补能和能缓。"

二、和，和解

此处指和解药物之偏性，如褚澄于《褚氏遗书·除疾》中云："甘解毒。"缓和中药寒热之性，如李梴于《医学入门·本草总括》中云："甘缓，谓缓其大热大寒也。"

三、缓，缓和

此处指缓和脏腑之偏性。缓肝之急，刘完素于《素问要旨论·六气本病》中云："甘能缓急。"《素问·藏气法时论》云："甘缓""肝苦急，急食甘以缓之。"顺脾之缓，《素问·藏气法时论》云："心欲耎，急食咸以耎之，用咸补之，甘泻之。"

甘味中药一般多含有糖类、淀粉等，多见于根茎类、成熟的果实种子类。现代药理研究证明，甘味药具有调节机体功能，补充机体的不足，增强机体抗病能力，以及杀菌、解热、降血脂、降血压、利尿等方面的药理作用。

综合古代医家观点，结合现代药理分析可知，甘味中药多具有补益和中、调和诸药、缓急止痛的功效，如人参、山药、甘草、大枣等（图 6-3-1~ 图 6-3-4）。

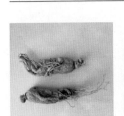 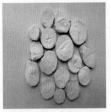 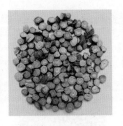 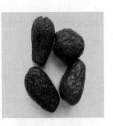

图 6-3-1　人参　　　图 6-3-2　山药　　　图 6-3-3　甘草　　　图 6-3-4　大枣

代表中药：

人　参　甘、微苦，微温。归心、肺、脾、肾经。大补元气、复脉固脱、补脾益肺、生津养血、安神益智。

山　药　甘，平。归脾、肺、肾经。补养脾胃、生津益肺、补肾涩精。

甘　草　甘，平。归心、肺、脾、胃经。补脾益气、清热解毒、祛痰止咳、缓急止痛、调和诸药。

大　枣　甘，温。归脾、胃、心经。补中益气、养血安神。

饴　糖　甘，温。归脾、胃、肺经。益气补中、缓急止痛、润肺止咳。

蜂　蜜　甘，平。归肺、脾、大肠经。补中、润燥、止痛、解毒；外用生肌敛疮。

熟地黄　甘，微温。归肝、肾经。补血滋阴、益精填髓。

淡附于甘，杨上善于《黄帝内经太素》中云："五味各入其脏。甘味二种，甘与淡也。谷入于胃，变为甘味，未成云淡，属于其胃；已成为甘，走入于脾也。"认为甘、淡本是一味，入胃后分化成甘、淡二味，且分别入脾、入胃。淡甘之薄，所谓甘而淡薄者。

淡味具有渗泄水湿的功效，《素问·至真要大论》云："淡味渗泄为阳""湿淫于内……以淡泄之"。张从正于《儒门事亲·汗下吐三法该尽治病诠十三》中云："淡渗泄……渗为解表归于汗，泄为利小溲归于下。"淡味利窍，刘完素于《素问要旨论·六气本病》中云："淡能利窍。"李梴于《医学入门·本草总括》中云："淡渗，谓渗其内湿利小便也。"李时珍在《本草纲目》的"气味阴阳"一篇中载有："杲云：……气之薄者渗泄，甘、淡、平、凉是也。渗谓小汗，泄谓利小便也"，并在"升降浮沉"一篇中指出："淡味之药，渗即为升，泄即为降"。汪昂于《本草备要》中云："淡者能利窍能渗泄。"《中医方药学基础》云："淡味药实际上是甘味中之最淡薄者，为余甘之味。"淡味能渗、能利，多见于利水渗湿类药。

综合古代医家观点，结合现代药理分析可知，淡味具有渗泄水湿的作用,故而淡味中药多具有渗泄作用,如茯苓、薏苡仁、滑石、通草等(图6-3-5~图6-3-8)。

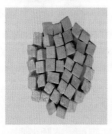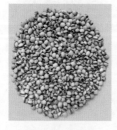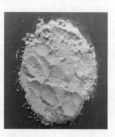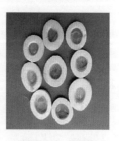

图6-3-5　茯苓　　　　图6-3-6　薏苡仁　　　　图6-3-7　滑石　　　　图6-3-8　通草

代表中药:

茯　苓　甘、淡,平。归心、脾、肾经。利水渗湿、健脾、宁心。

薏苡仁　甘、淡,凉。归脾、胃、肺经。利水渗湿、健脾止泻、除痹排脓、解毒散结。

滑　石　甘、淡,寒。归膀胱、肺、胃经。利尿通淋、清热解暑;外用收湿敛疮。

通　草　甘、淡,微寒。归肺、胃经。清热利尿、通气下乳。

第四节　辛　味

辛:"能散、能行",即具有发散、行气行血的作用。一般解表药、行气药、活血药多具有辛味。因此辛味药多用于表证及气血阻滞、里寒等证。历代医家对辛味中药的功效从不同角度阐述了不同的见解。

一、散,发散

《素问·藏气法时论》云:"辛散","肾苦燥,急食辛以润之,开腠理,致津液,通气也","肝欲散,急食辛以散之"。褚澄于《褚氏遗书·除疾》中云:"辛发滞"。刘完素于《素问要旨论·六气本病》中云:"辛能散结润燥"。李梴于《医学入门·本草总括》中云:"辛散,谓散其表里拂郁也"。

二、行,行气血

缪希雍在《神农本草经疏·论治血三法药各不同》中云:"血瘀宜通之……法宜辛温、辛热、辛平、辛寒、甘温以入血通行,佐以咸寒,乃可软坚。"汪昂于《本草备要》中云："辛者能散能润能横行。"辛味多能意会不可言传，如果加一个"辣"字，变为辛辣就好理解了，辛为辣之始，辣为辛之极，辛偏于气，辣偏于味。

辛味中药一般多含有挥发油等，多见于花类、叶类、藤茎类中药。现代药理研究证明，辛味药具有解热、抗炎、抗病原体、扩张血管、改善微循环、发汗、调整肠道平滑肌运动等方面的药理作用。

综合古代医家观点，结合现代药理分析可知，辛味中药多具有解表散寒、化湿和胃、温中散寒、理气健脾、活血行气、开窍醒神的功效，如麻黄、藿香、干姜、陈皮、郁金、冰片等（图6-4-1~图6-4-24）。

解表类中药

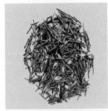
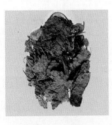
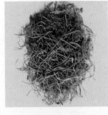
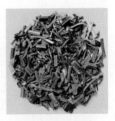

图6-4-1 麻黄　　　　图6-4-2 紫苏叶　　　　图6-4-3 细辛　　　　图6-4-4 薄荷

代表中药：

麻　黄　辛、微苦，温。归肺、膀胱经。发汗解表、宣肺平喘、利水消肿。

紫　苏　辛，温。归肺、脾经。解表散寒、行气和胃、解鱼蟹毒。

细　辛　辛，温。归肺、肾、心经。解表散寒、祛风止痛、通窍、温肺化饮。

薄　荷　辛，凉。归肺、肝经。发散风热、清利头目、利咽透疹。

化湿类中药

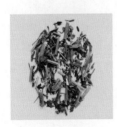

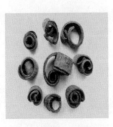
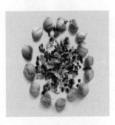
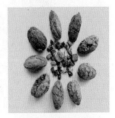

图6-4-5 佩兰　　　　图6-4-6 厚朴　　　　图6-4-7 豆蔻　　　　图6-4-8 草果

代表中药：

佩　兰　辛，平。归脾、胃、肺经。芳香化湿、醒脾开胃、发表解暑。

厚 朴　苦、辛，温。归脾、胃、肺、大肠经。燥湿消痰、下气除满。

豆 蔻　辛，温。归肺、脾、胃经。化湿行气、温中止呕、开胃消食。

草 果　辛，温。归脾、胃经。燥湿温中、截疟除痰。

温里类中药

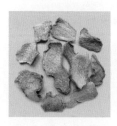　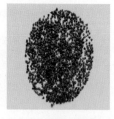　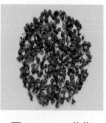　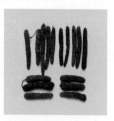

图6-4-9　干姜　　图6-4-10　吴茱萸　　图6-4-11　花椒　　图6-4-12　荜茇

代表中药：

干 姜　辛，热。归脾、胃、肾、心、肺经。温中散寒、回阳通脉、温肺化饮。

吴茱萸　辛、苦，热；有小毒。归肝、脾、胃、肾经。散寒止痛、疏肝下气、降逆止
　　　　呕、助阳止泻。

花 椒　辛，热。归胃、大肠经。温中散寒、杀虫止痒。

荜 茇　辛，热。归胃、大肠经。温中散寒、下气止痛。

理气类中药

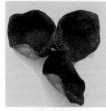　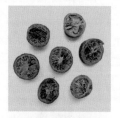　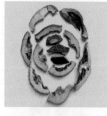　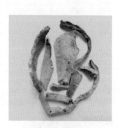

图6-4-13　广陈皮　　图6-4-14　青皮　　图6-4-15　枳壳　　图6-4-16　香橼

代表中药：

广陈皮　辛、苦，温。归脾、肺经。理气健脾、燥湿化痰。

青 皮　辛、苦，温。归肝、胆、胃经。疏肝破气、消积化滞。

枳 壳　辛、苦、酸，微寒。归脾、胃经。理气宽中、行滞消胀。

香 橼　辛、苦、酸，温。归肝、脾、肺经。疏肝理气、宽中化痰。

活血化瘀类中药

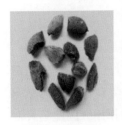 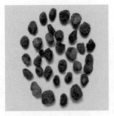 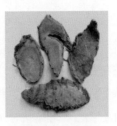 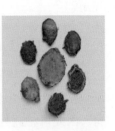

图 6-4-17 郁金　　图 6-4-18 延胡索　　图 6-4-19 片姜黄　　图 6-4-20 莪术

代表中药：

郁　金　辛、苦，寒。归肝、胆、心、肺经。活血止痛、行气解郁、凉血清心、利胆
　　　　退黄。

延胡索　辛、苦，温。归肝、脾经。活血、行气、止痛。

片姜黄　辛、苦，温。归脾、肝经。破血行气、通经止痛。

莪　术　辛、苦，温。归肝、脾经。行气破血、消积止痛。

开窍类中药

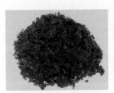 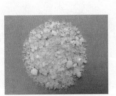 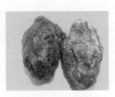 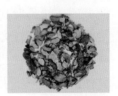

图 6-4-21 麝香　　图 6-4-22 冰片　　图 6-4-23 苏合香　　图 6-4-24 石菖蒲

代表中药：

麝　香　辛，温。归心、脾经。开窍醒神、活血通经、消肿止痛。

冰　片　辛、苦，微寒。归心、脾、肺经。开窍醒神、清热止痛。

苏合香　辛，温。归心、脾经。开窍、辟秽、止痛。

石菖蒲　辛、苦，温。归心、胃经。开窍豁痰、醒神益智、化湿开胃。

第五节　咸　味

　　咸："能下、能软"，即具有泻下通便、软坚散结的作用。一般泻下或润下通
便及软化坚硬、消散结块的中药多具有咸味。咸味药多用于大便燥结、痰核、

瘿瘤、癥瘕痞块等证。历代医家对苦味中药的功效从不同角度阐述了不同的见解。

一、下，导下

《素问·藏气法时论》云："肾欲坚，急食苦以坚之，用苦补之，咸泻之。"褚澄于《褚氏遗书·除疾》中云："咸导下。"认为咸味有向下的趋势和作用，因"咸入肾"，因此可将此处的"导下"理解为咸味有引诸药入肾经的作用。因此笔者对咸味的泻下作用存怀疑态度，且认为"能下"是指咸味有引诸药入肾经的作用。

二、软，软坚

刘完素于《素问要旨论·六气本病》中云："咸能软坚。"李梃于《医学入门·本草总括》中云："咸软，谓软其大便燥结之大热也。"汪昂于《本草备要》中云："咸者能下能软坚"，又言芒硝"辛能润燥，咸能软坚，苦能下泄，大寒能除热"，明确了芒硝的泻下作用是其苦味的功效，而咸味仅起到软坚散结的作用。《素问·藏气法时论》中云："咸耎。"耎，同"软"，柔也。此篇又有："心欲耎，急食咸以耎之，用咸补之，甘泻之。"王冰注："以藏气好软，故以咸柔软也。"可知此处的咸味是取其"使之柔软"的作用。张景岳于《类经》中对此解释为："肾主闭藏，气贵周密，故肾欲坚，宜食苦以坚之也。苦能坚，故为补。咸能软坚，故为泻。"再一次说明了咸味有软坚的作用。纵观《黄帝内经》中有关咸味的其他论述，发现仅提到了咸味"能软"的作用，并未论及"能下"的作用。

咸味中药一般多含有无机盐，包括钾、钙、钠等金属离子，多见于动物类中药、矿物类和贝壳类中药。现代药理研究证明，咸味药具有抗肿瘤、抗炎、抗菌、致泻、影响免疫系统等方面的药理作用。

综合古代医家观点，结合现代药理分析可知，咸味中药多具有重镇安神、息风止痉、软坚散结的功效，如芒硝、磁石、牡蛎、海藻等（图6-5-1~图6-5-4）。

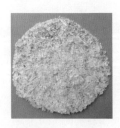
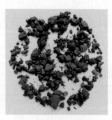
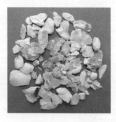
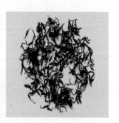

图 6-5-1 芒硝　　　图 6-5-2 磁石　　　图 6-5-3 牡蛎　　　图 6-5-4 海藻

清热散结类中药

代表中药：

玄　参　甘、苦、咸，微寒。归肺、胃、肾经。清热凉血、滋阴泻火、解毒散结。

芒　硝　咸、苦，寒。归胃、大肠经。泻下通便、润燥软坚、清火消肿。

安神类

代表中药：

磁　石　咸，寒。归心、肝、肾经。镇静安神、平肝潜阳、聪耳明目、纳气平喘。

平肝息风类中药

代表中药：

牡　蛎　咸，微寒。归肝、胆、肾经。潜阳补阴、重镇安神、软坚散结、收敛固
　　　　涩、制酸止痛。

地　龙　咸，寒。归肝、脾、膀胱经。清热定惊、通络、平喘、利尿。

全　蝎　辛、咸，平。归肝经。息风镇痉、通络止痛、攻毒散结。

蜈　蚣　辛、咸，温。归肝经。息风镇痉、通络止痛、攻毒散结。

僵　蚕　咸、辛，平。归肝、肺、胃经。息风止痉、祛风止痛、化痰散结。

软坚散结类中药

代表中药：

海　藻　苦、咸，寒。归肝、胃、肾经。消痰软坚散结、利水消肿。

昆　布　苦、咸，寒。归肝、胃、肾经。消痰软坚散结、利水消肿。

海蛤壳　苦、咸，寒。归肺、肾、胃经。软坚散结、收敛固涩、制酸止痛。

浮海石　咸，寒。归肺、肾经。清肺化痰、软坚散结、利尿通淋。

瓦楞子　咸，平。归肺、胃、肝经。消痰化瘀、软坚散结、制酸止痛。

第六节　毒性中药的味道

《淮南子·修务训》："神农……尝百草之滋味，水泉之甘苦，令民知所避
就，当此之时，一日而遇七十毒。"中华民族赖以生存的"食"与"药"，都是千百
万年来对可食物种进行"口尝身试"结果的记录与总结。中药有几千年来"口
尝身试"的经历，通过昏迷、呕吐、泄泻等中毒症状，获得了辨别食物和毒物的
经验，有效避免了有毒物种，具备了天然的安全保护性。

尝百草之初，药性、药味、毒性就在本草识别范围内。要先识别有毒无毒，
再分辨百草气与味及其作用。传说中，神农将食物与中药左右分装，并区别出

食用性植物与药用性植物。食用性植物,用以日常补充身体能量,发挥营养作用,古人视为补益;药用性植物,用以调整身体阴阳偏颇,发挥纠偏作用。本草中纠偏力强者称"毒药",凡属中药大都有"毒",即汉代以前就有"是药就有三分毒"的概念。以毒攻毒不过是以"药毒"之偏性纠正病性之偏,解除疾患之毒害。在汉代以前,古人视药食的偏作用为"毒"。汉代以前的本草"毒",都是指中药偏性,汉代以后的本草"毒"才是中药有害的称谓。历代本草书籍在中药性味下标明"有毒""大毒""小毒"等,则大多指药性的毒副作用的大小。

在口尝中药的时候,遇有异味的、麻舌的,因其有一定的毒副作用,应浅尝辄止,避免中毒,如牵牛子、马钱子、草乌、白果等(图 6-6-1~ 图 6-6-4)。

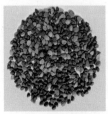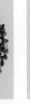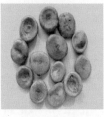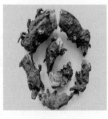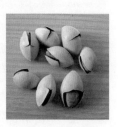

图 6-6-1 牵牛子　　图 6-6-2 马钱子　　图 6-6-3 草乌　　图 6-6-4 白果

代表中药:

牵牛子　苦,寒;有毒。归肺、肾、大肠经。泻水通便、消痰涤饮、杀虫攻积。

马钱子　苦,寒;有大毒。归肝、脾经。通络止痛、散结消肿。

川　乌　辛、苦,热;有毒。归心、肝、肾、脾经。祛风除湿、温经止痛。

草　乌　辛、苦,热;有毒。归心、肝、肾、脾经。祛风除湿、温经止痛。

半　夏　辛,温;有毒。归脾、胃、肺经。燥湿化痰、降逆止呕、消痞散结。

天南星　苦、辛,温;有毒。归肺、肝、脾经。燥湿化痰、祛风止痉、散结消肿。

苦杏仁　苦,微温;有小毒。归肺、大肠经。降气止咳平喘、润肠通便。

白　果　甘、苦、涩,平;有毒。归肺、肾经。敛肺定喘、止带缩尿。

白蒺藜　辛、苦,微温;有小毒。入肝经。平肝解郁、活血祛风、明目止痒。

木鳖子　甘,温;有毒。归肝、脾、胃经。消肿散结、祛毒。

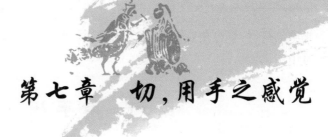

第七章 切，用手之感觉

中医切诊包括脉诊和按诊，是医师运用手和指端的感觉，对患者体表某些部位进行触摸按压的检查方法。《中药望闻问切》通过"切"法，即用抚摸、掂量、触捏、捻压等方法，从手上得出的感觉，按一般规律分析归纳，最终对中药进行综合推断。首先与四气相关，感觉温热者药性温热，寒凉者药性寒凉；其次与五味相关，感觉温热者辛而甘，寒凉者酸、苦、咸；又可与升降浮沉相联，如温热者浮而升，寒凉者沉而降；中药质地的轻重更与中药的升降浮沉相关，轻清升浮为阳，重浊沉降为阴；一般具黏性的中药，多有滋补厚腻之性；粉性中药具有吸湿性，该类中药具有收敛作用；炭性中药多具有收敛止血等功效。

《广雅》："接触切，摩也。"指出"切"有摩擦之意，《淮南子·原道》中述及"可切循把握"，此"切"也是摩擦之意，《现代汉语大词典》中切当"切齿（咬紧牙齿），切磨（摩擦；摩搓），切摩（摩擦），切循（抚摩）"之用。中医取"切"作"切诊"，是用手触按患者身体，以了解病情的一种方法。切诊是中医诊断学的重要组成部分，是"四诊"（望、闻、问、切）之一，也是中医学的卓越成就之一。早在公元前5世纪，扁鹊便提出切脉之说，《史记·扁鹊仓公列传》中记载："至今天下言脉者，由扁鹊也"，证明了这一史实。《黄帝内经·素问》中有脉要精微论、平人气象论、玉机真藏论、三部九候论等多篇，专门讨论脉象的生理、病理和诊脉的具体方法，经历几千年来的不断总结，对于何证出现何脉也有详细论述。中药"手摸"的应用历史悠久，《神农本草经》即开始记载用手摸的方法来判别中药的真伪优劣。本书切法即用手之感觉，判断中药质地之轻重、软硬、坚韧、疏松致密、黏性、粉性、油润、角质、棉性、柴性等特征，用手抚之感受中药之寒热温凉，用手掂之感受中药之轻重，用手捏之、捻之判断中药之黏腻与粉性。

切，最为考验手上的功夫，临床上应以中医的思维来研究中药，自觉地在中药认识的过程中，使用"四诊合参"的方法进行中药的"望闻问切"，方可收到事半功倍之效。中药的切法是通过对中药的抚摸、掂量、触捏、捻压等方法来感知药材,直接获取有关中药的信息,了解中药的温热寒凉、升降沉浮、毒性及中药相关功效。

第一节 用手抚之

自然界的万物都有其表现形式,而物质的能量是一种客观存在,其转化能量更有着一定的方向性,温热之性的物质大多具有向上的升浮之性,寒凉之性的物质大多具有向下的沉降之性。

中药的四气是指中药具有寒、热、温、凉四种不同的性质,反映了中药在人体内阴阳消长、寒热增减的变化趋势,是说明中药作用性质的重要理论之一。四气五味是从不同角度对中药作用特征的概括,升降浮沉亦是,且性味可作为影响或确定中药升降浮沉的重要因素,二者呈间接相关的关系。中药本身具备或经炮制后后天具备的寒热温凉之感,与升降浮沉的关系可归纳为"温热者浮而升,寒凉者沉而降"。以手抚药的寒热感,可通过与四气五味的关系传导,来论述寒热之感与中药升降浮沉的关系。抚后有温热感的中药,多有升浮趋向;抚后有寒凉感的中药,多具有沉降趋向,该关系可从四气五味的方向进行归纳总结。在生活中手的不同感觉亦有许多存在,如切黄瓜时的清凉感与切辣椒时的火辣感;在寒冷的冬天用手摸棉花的温暖感觉,在炎热的夏天用手摸金属的清凉感觉,这些都是手的感觉。用手接触药物,可以得到对药物质地、温凉等的不同感受,鲜药切制时感觉更明显,这对判断药物的药性及药物使用方面有一定参考价值。

一、温热者性温热,寒凉者性寒凉

取一中药,以手抚之,感受中药表面的触感,可明显感觉出不同的中药有寒凉温热感的不同。同时经观察研究发现,中药本身所带或者经炮制加工后,以手抚之感温热者,其药性也多为温热;而寒凉之感则不同,不同来源的寒凉之性的中药,以手抚之的寒凉之感各有不同,矿石类中药的寒凉感最为明显,动物类中药的寒凉感次之,植物类中药的寒凉感一般不明显。如陈皮、桂枝等温热性中药,以手抚之就会明显感觉到与石膏等矿石类寒性中药不同的温热感;动物类中药如珍珠母、穿山甲等寒性中药的寒凉感较矿石类中药次之;而植物类中药如白薇,虽然是寒性中药,但寒凉感不甚明显。所以,虽然可以通过对中药的抚摸来简单判断或者推测中药的四气及简单功效,但也不可以偏概全。而四气在同等性质中又有程度上的差异,热甚于温,寒甚于凉。这种程度上的差异在触觉感官中仅有细微的差异,需要仔细辨别。四性之外,还有一类平性药,中药性分寒热,不寒不热即为平,如山药、甘草等,但实际上没有绝对平性的中药,其性总是略有所偏,或偏于寒,或偏于热。在以手抚药的过程中,对于寒热之感不甚明显者,可将其简单归纳为平性药,但也不可一概而论,需要再进行下一步细致的鉴定,仔细斟酌。

二、温热者辛而甘,寒凉者酸苦咸

以手抚摸中药所感受到的寒凉温热感,除与上文提到的四气有关外,与中药五味同样相关。四气与五味同为中药的药性,存在着内在联系,四气是在中药的五味作用于人体之后才产生的,但更多的是效应。由此可见,四气与五味的关系是中药效应与性质的关系,可称为因果关系。四气与五味是从不同的角度来概括中药的作用性质,常将二者结合起来用以全面认识中药的功效和性能。古人认为阴阳与四气五味有着必然联系,四气中温热二气为纯阳,隶属气厚范畴;与此相对,寒凉二气为阳中之阴,附于气薄条下;阴中之阴的厚味,概括酸苦咸三味;阴中之阳的薄味,统率辛甘淡三味。正如《素问·至真要大论》中云:"辛甘发散为阳,酸苦涌泄为阴,咸味通泄为阴,淡味渗泄为阳。"《素问·阴阳应象大论》中云:"阳为气,阴为味。""味厚者为阴,薄为阴之阳;气厚者为阳,薄为阳之阴。"从以手抚药的寒凉温热之感,可借与四气的关系,来推导与五味的关系,将其简单概括为"温热者辛而甘,寒凉者酸苦咸。"即抚药有温热感的多是辛甘味中药,如防风、白芷等;寒凉感的多是酸苦咸味中药,如磁石、芒硝等。上文提到抚药感温热的多是温热性中药,而温热药性的中药多具辛甘之味;有寒凉感的多是寒凉性中药,寒凉之性多为酸苦咸味中药,这与中药四气、五味的关系相似,但又并非完全一致,如矿物类中药石膏性大寒,以手抚药可感受到明显的寒凉感,但其味辛甘。所以,对于一些特殊的中药,不可单凭"切"法对其四气五味下定论,根据这些论述,再结合阳主升浮,阴主沉降的理论,可知凡性属温热,味属辛甘淡者,则有升浮的趋向;而性寒凉,味酸苦咸者,则有沉降的趋向,还要结合中药作用和临床经验。

三、温热者浮而升,寒凉者沉而降

《素问·六微旨大论》云:"出入废则神机化灭;升降息则气立孤危。故非出入则无生长壮老矣;非升降,则无生长化收藏。"体现了生命活动中气机升降有序的重要性。现实生活中,空调扇叶在冬夏的朝口为什么不一样?夏天需将空调吹出的冷风向上,冬天需将空调吹出的热风向下,同样是空气,就因为吹出的冷热空气不同,其温度差异决定了空气的升降趋势,中药亦如是。升降浮沉是中药学的核心理论之一,是人体在服用中药后,各种中药在人体内的不同趋向性。升有上行升举、提陷之意,趋向于上;降含趋下渗利、降逆之意,趋向于下;浮具外行归表、轻发宣散之意,趋向于表;沉寓内行降利、重镇敛纳之意,趋向于里,反映了中药在人体向上、向下、向表、向里的不同作用趋势。一般而言,中药的四气五味、质地轻重与中药的升降浮沉有密切关系。中药作用于人体部位的不同不仅仅是中药本身的原因,炮制方法、中药配伍也能够影响中药的升降浮沉。如李时珍云:"升者引之以咸寒,则沉而直达下焦;沉者引之以酒,则浮而上至巅顶。"原本趋向升浮的中药,如用咸寒中药,如牛膝盐制引入下焦,则其会作用在下焦。同理,药性沉降,但与升浮之辅料如酒炮制,则其作用可浮至巅顶。

总之,用手抚之,可以对中药药性寒热进行初步判断,一般有温热感的中药大多具有辛、甘、淡味而具升浮之趋向,如细辛、升麻、干姜、广陈皮等(图 7-1-1~ 图 7-1-4)。

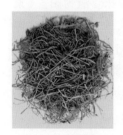 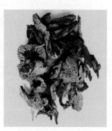 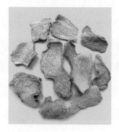 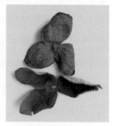

图 7-1-1 细辛　　　图 7-1-2 升麻　　　图 7-1-3 干姜　　　图 7-1-4 广陈皮

代表中药:

细　辛　辛,温。归肺、肾、心经。解表散寒、祛风止痛、宣通鼻窍、温肺化饮。

升　麻　辛、微甘,微寒。归肺、脾、胃、大肠经。发表透疹、清热解毒、升举阳气。

干　姜　辛,热。归脾、胃、肾、心、肺经。温中散寒、回阳通脉、温肺化饮。

广陈皮　辛、苦,温。归脾、肺经。理气健脾、燥湿化痰。

有寒凉感的中药大多有酸涩、苦、咸味而具沉降之趋向,如石膏、芒硝、朱砂、磁石等(图 7-1-5~ 图 7-1-8)。

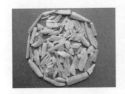
图 7-1-5　石膏

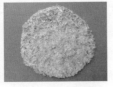
图 7-1-6　芒硝

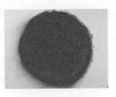
图 7-1-7　朱砂

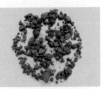
图 7-1-8　磁石

代表中药:

石　膏　辛、甘,大寒。归肺、胃经。清热泻火、除烦止渴、收敛生肌。

芒　硝　咸、苦,寒。归胃、大肠经。泻下通便、润燥软坚、清火消肿。

朱　砂　甘,微寒;有毒。归心经。清心镇惊、安神、明目、解毒。

磁　石　咸,寒。归心、肝、肾经。镇静安神、平肝潜阳、聪耳明目、纳气平喘。

第二节　用手掂之

　　中药升降浮沉,即中药的作用趋势,是中药作用于人体后对病位和病势所产生的趋向,这不仅与炮制方法有关,更与中药内在的质地等因素相关。花、草、叶类,质地相对轻,容易上扬浮表,如茉莉花、鹅不食草、苏叶等,药效作用趋于人体上部与机体外表;而根、茎、果、实类,质地相对重,容易下沉入里,如当归、桑枝、枸杞、苏子等,药效作用趋于人体下部与机体内在。例如安神类中药中养心安神药多为质轻的花类、叶类、皮类、枝类等,重镇安神药多为质重的矿物、贝壳等。花、草、叶类,质地相对轻,容易上扬浮表的中药,一般多治疗躯干肌表与需要向外发散的类似外感、过敏、湿气、神蒙、肺闭等疾患。根、茎、果、实类,质地相对重,容易下沉入里的中药,一般多治疗趋于下部内在与需要向内下沉的类似尿闭、便秘、水肿等与脏气虚弱等疾患。这是中医药学家在长期的临床实践中总结出来的一般规律。

　　王好古云:"夫气者天也,温热天之阳;寒凉天之阴,阳则升,阴则降;味者地也,辛甘淡地之阴,酸苦咸地之阴,阳则浮,阴则沉。"汪昂亦云:"凡药轻虚者,浮而升;重实者,沉而降。"中药的升降浮沉与其本身的四气五味、质地轻重有关:味属辛、甘,气属温、热,质轻者,多为升浮药;味属苦、酸、咸,性属寒、凉,质重者,多为沉降药。中药的升降沉浮由于中药治疗的病变部位不同,进入人体后也会产生不同的方向运动,这样就产生了升降浮沉的概念,药性的升降浮沉,有两种含义:其一是药性本身是在上、在表的(升浮),还是在下、在里的(沉降);其二是对人身之气的作用,是提升、发散人身之气,还是沉降、收敛人身之气。

李东垣云:"药有升、降、浮、沉,生、长、化、收、藏,以配四时。春升,夏浮,秋收,冬藏,土居中化。是以味薄者,升而生;气薄者,降而收;气厚者,浮而长;味厚者,沉而藏;气味平者,化而成。但言补之以辛、甘、温、热及气味之薄者,即助春夏之升浮,便是泻秋冬收藏之药也。在人之身,肝心是矣。但言补之以酸、苦、咸、寒及气味之厚者,即助秋冬之降沉,便是泻春夏生长之药也。在人之身,肺肾是矣。淡味之药,渗即为升,泄即为降,佐使诸药者也。药用者,循此则生,逆此则死;纵令不死,亦危困矣。"

中药的升降浮沉是中药性能之一,是中药作用于机体的趋向性,是中药药性理论的重要组成部分。临床上,有的中药因加工方法不同,质地也会出现变化。中药的升降沉浮可因中药本身的气味、质地决定,但也可因人为的炮制、配伍而改变其升降沉浮,部分中药酒制则升,姜炒则散,醋炒收敛,盐炒下行。故李时珍云:"升者引之以咸寒,则沉而直达下焦,沉者引之以酒,则浮而上至巅顶。"也有人提出,中药的升降沉浮与其煎法有直接联系,大黄久煎后,泻下攻积作用减弱;钩藤久煎后,平肝息风作用减弱,均为沉降之性降低。但归根到底,中药的质地对其升降浮沉的影响最大,它与疾病表现的趋势相对立,这种性能可以针对性改善或消除疾病,纠正机体功能,使之恢复正常,或因势利导地祛邪外出。中药的升降浮沉与中药的质地轻重密切相关,凡用手掂之,轻清升浮为阳,重浊沉降为阴,一般而言,凡轻清至虚的花叶类中药多升浮,重浊坚实的子实类中药多沉降。

一、花类、叶类、皮类、枝类或轻清至虚的中药

花朵生长伸展在植物的上端,多质地轻盈,可行向外透发之功用,故而一些花类中药用于头面部风邪袭表之疾,如菊花、辛夷、密蒙花、谷精草、金银花可散外邪,治疗头面部风邪疾患。对此,唐宗海于《本草问答》中云:"问云:论药单言枝叶,而不论花,何也?答云:花即赅于枝叶类也,枝叶主散,故花之性亦多主散。问云:芙蓉花何以不主散而主收?旋覆花何以不主散而主降?答云:此亦视其形气而定之也。芙蓉秉秋金之气,而质又胶枯,故能收敛,为箍疮妙药。旋覆花滴露而生,花又微咸,故主润利去痰。他如枇杷叶之利,槐枝之清,皆随气味偶然异用,非枝叶花之本性也。故凡花多散头目之邪,头目居上而花居茎梢之上,气更轻扬,故多归头目而散其邪也。甘菊花气香味

平,散头目之风邪;金银花散阳明头目之风热;辛夷花散脑鼻内之风寒;密蒙花散眼内之风邪;总见花在梢上,故上行头目。"花类中药大多具有质轻气香的特点,所以多为升浮之品,但也有例外。如旋覆花主降,厚朴花似厚朴能升能降。

花、叶、皮、枝类或轻清至虚的中药,大多为升浮药,古人有"诸花皆升,旋覆独降"之说,一般升浮药,其性温热,温热属阳,作用多主上升、向外。就其所代表中药的具体功效而言,分别具有发散解表、解毒透疹、宣肺止咳、温里散寒、暖肝散结、温通经脉、行气活血、开窍醒神、升阳举陷、涌吐痰涎等功效(图 7-2-1~ 图 7-2-28)。

解表类中药

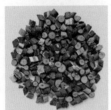 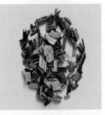 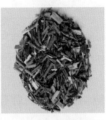 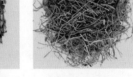

图 7-2-1 桂枝　　　图 7-2-2 紫苏梗　　　图 7-2-3 荆芥　　　图 7-2-4 细辛

代表中药:

桂 枝 辛、甘,温。归肺、心、膀胱经。发汗解肌、温通经脉、助阳化气、平冲降逆。

紫苏梗 辛,温。归肺、脾经。理气宽中、止痛安胎。

荆 芥 辛、微苦,微温。归肺、肝经。解表散风、透疹消疮、止血。

细 辛 辛,温。归肺、肾、心经。解表散寒、祛风止痛、宣通鼻窍、温肺化饮。

祛风湿类中药

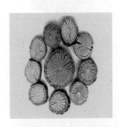 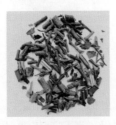 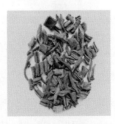 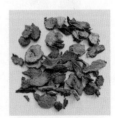

图 7-2-5 青风藤　　　图 7-2-6 桑寄生　　　图 7-2-7 五加皮　　　图 7-2-8 千年健

代表中药：

青风藤　苦、辛，平。归肝、脾经。祛风湿、通经络、利小便。

桑寄生　苦、甘，平。归肝、肾经。补肝肾、强筋骨、除风湿、通经络、安胎。

五加皮　辛、苦，温。归肝、肾经。祛风湿、补肝肾、强筋壮骨、利水消肿。

千年健　苦、辛，温。归肝、肾经。祛风湿、壮筋骨。

温里类中药

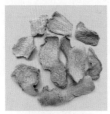 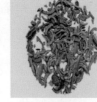 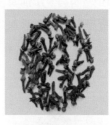 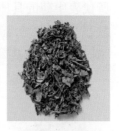

图 7-2-9　干姜　　　图 7-2-10　肉桂　　　图 7-2-11　丁香　　　图 7-2-12　艾叶

代表中药：

干　姜　辛，热。归脾、胃、肾、心、肺经。温中散寒、回阳通脉、温肺化饮。

肉　桂　辛、甘，大热。归肾、脾、心、肝经。补火助阳、引火归原、散寒止痛、温通经脉。

丁　香　辛，温。归脾、胃、肺、肾经。温中降逆、补肾助阳。

艾　叶　苦、辛，温；有小毒。归肝、脾、肾经。温经止血、散寒止痛。

行气类中药

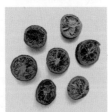 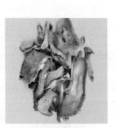 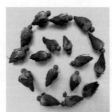 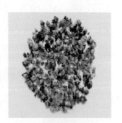

图 7-2-13　青皮　　　图 7-2-14　佛手　　　图 7-2-15　玫瑰花　　　图 7-2-16　绿萼梅

代表中药：

青　皮　苦、辛，温。归肝、胆、胃经。疏肝破气、消积化滞。

佛　手　酸、苦、辛，温。归肝、脾、肺、胃经。疏肝理气、和胃止痛、燥湿化痰。

玫瑰花　甘、微苦，温。归肝、脾经。行气解郁、和血、止痛。

绿萼梅　微酸,平。归肝、胃、肺经。疏肝和中、化痰散结。

活血化瘀类中药

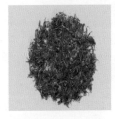 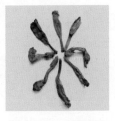 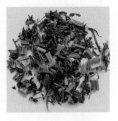 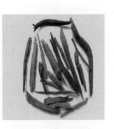

图7-2-17　红花　　　图7-2-18　凌霄花　　　图7-2-19　益母草　　　图7-2-20　苏木

代表中药:

红　花　辛,温。归心、肝经。活血通经、散瘀止痛。

凌霄花　甘、酸,寒。归肝、心包经。活血通瘀、凉血祛风。

益母草　苦、辛,微寒。归肝、心、膀胱经。活血通经、利尿消肿、清热解毒。

苏　木　甘、咸,平。归心、肝、脾经。活血祛瘀、消肿止痛。

开窍类中药

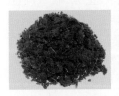 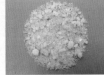 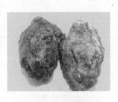 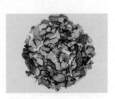

图7-2-21　麝香　　　图7-2-22　冰片　　　图7-2-23　苏合香　　　图7-2-24　石菖蒲

代表中药:

麝　香　辛,温。归心、脾经。开窍醒神、活血通经、消肿止痛。

冰　片　辛、苦,微寒。归心、脾、肺经。开窍醒神、清热止痛。

苏合香　辛,温。归心、脾经。开窍、辟秽、止痛。

石菖蒲　辛、苦,温。归心、胃经。化湿开胃、开窍豁痰、醒神益智。

补气类药中药

代表中药:

人　参　甘、微苦,微温。归脾、肺、心经。补气、固脱、生津、安神、益智。

党　参　甘,平。归脾、肺。健脾益肺、养血生津。

黄　芪　甘,微温。归脾、肺经。补气升阳、固表止汗、利水消肿、生津养血、行滞通痹、托毒排脓、敛疮生肌。

白　术　苦、甘，温。归脾、胃经。健脾益气、燥湿利水、止汗安胎。

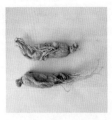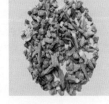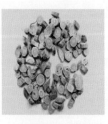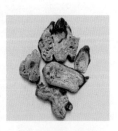

图 7-2-25　人参　　　图 7-2-26　党参　　　图 7-2-27　黄芪　　　图 7-2-28　白术

二、果实、种子、矿物、贝壳类或重浊坚实的中药

汪绂于《医林纂要探源》中云："凡用子、用仁，皆有润意。"润即有润下之意。

果实、种子、矿物、贝壳类或重浊坚实的中药，大多为沉降药，古人有"除苍耳外，诸子皆降"之说。一般沉降药，其性寒凉，寒凉属阴，作用多主下行、向内。就其所代表中药的具体功效而言，分别具有清热泻火、泻下通便、利水渗湿、重镇安神、平肝潜阳、息风止痉、降逆平喘、固表止汗、止呕止呃、收敛固涩等功效（图 7-2-29~ 图 7-2-56）。

清热类中药

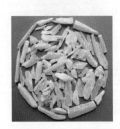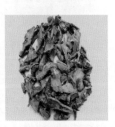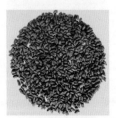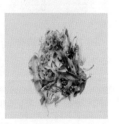

图 7-2-29　石膏　　　图 7-2-30　知母　　　图 7-2-31　决明子　　　图 7-2-32　水牛角

代表中药：

石　膏　辛、甘，大寒。归肺、胃经。清热泻火、除烦止渴。

知　母　苦、甘，寒。归肺、胃、肾经。清热泻火、滋阴润燥。

决明子　甘、苦、咸，微寒。归肝、大肠经。清肝明目、润肠通便。

水牛角　苦，寒。归心、肝经。清热凉血、解毒、定惊。

泻下类中药

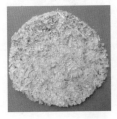 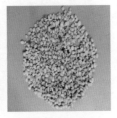 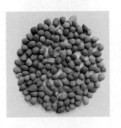 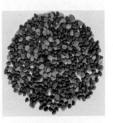

图 7-2-33 芒硝　　图 7-2-34 火麻仁　　图 7-2-35 郁李仁　　图 7-2-36 牵牛子

代表中药:

芒　硝　咸、苦,寒。归胃、大肠经。泻下通便、润燥软坚、消火消肿。

火麻仁　甘,平。归脾、胃、大肠经。润肠通便。

郁李仁　辛、苦、甘,平。归大肠、小肠经。润肠通便、下气利水。

牵牛子　苦,寒;有毒。归肺、肾、大肠经。泻水通便、消痰涤饮、杀虫攻积。

利水渗湿类中药

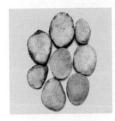 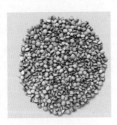 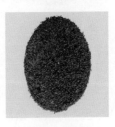 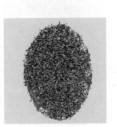

图 7-2-37 泽泻　　图 7-2-38 薏苡仁　　图 7-2-39 车前子　　图 7-2-40 地肤子

代表中药:

泽　泻　甘,寒。入肾、膀胱经。利水、渗湿、泄热。

薏苡仁　甘、淡,凉。归脾、胃、肺经。利水渗湿、健脾止泻、除痹排脓、解毒散结。

车前子　甘,寒。归肾、肝、肺、小肠经。清热利尿通淋、渗湿止泻、明目、祛痰。

地肤子　辛、苦,寒。归肾、膀胱经。清热利湿、祛风止痒。

降逆平喘类中药

代表中药:

苦杏仁　苦,微温;有小毒。归肺、大肠经。降气止咳平喘、润肠通便。

紫苏子　辛,温。归肺经。降气止咳平喘、润肠通便。

135

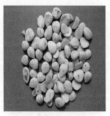
图 7-2-41　苦杏仁

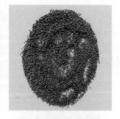
图 7-2-42　紫苏子

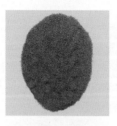
图 7-2-43　葶苈子

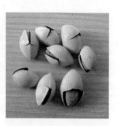
图 7-2-44　白果

葶苈子　苦、辛,大寒。归肺、膀胱经。泻肺平喘、行水消肿。

白　果　甘、苦、涩,平;有毒。归肺、肾经。敛肺定喘、止带缩尿。

安神类中药

图 7-2-45　朱砂

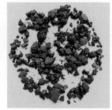
图 7-2-46　磁石

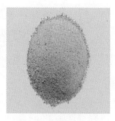
图 7-2-47　琥珀

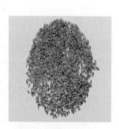
图 7-2-48　柏子仁

代表中药:

朱　砂　甘,微寒;有毒。归心经。清心镇惊、安神、明目、解毒。

磁　石　咸,寒。归心、肝、肾经。镇静安神、平肝潜阳、聪耳明目、纳气平喘。

琥　珀　甘,平。归心、肝、膀胱经。镇静安神、活血散瘀、利尿通淋。

柏子仁　甘,平。归心、肾、大肠经。养心安神、润肠通便、止汗。

龙　骨　甘、涩,平。归心、肝、肾经。镇静安神、平肝潜阳、收敛固涩。

酸枣仁　甘、酸,平。归心、肝、胆经。养心益肝、宁心安神、敛汗、生津。

平肝息风类中药

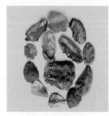
图 7-2-49　石决明

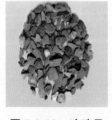
图 7-2-50　珍珠母

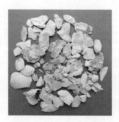
图 7-2-51　牡蛎

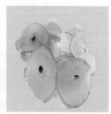
图 7-2-52　羚羊角

代表中药：

石决明　咸，寒。归肝经。平肝潜阳、清肝明目。

珍珠母　咸，寒。归肝、心经。平肝潜阳、安神定惊、明目退翳。

牡　蛎　咸，微寒。归肝、肾经。潜阳补阴、重镇安神、软坚散结、收敛固涩、制酸止痛。

羚羊角　咸，寒。归肝、心经。平肝息风、清肝明目、清热解毒。

代赭石　苦，寒。归肝、心、肺、胃经。平肝潜阳、重镇降逆、凉血止血。

牛　黄　苦，凉。归肝、心经。凉肝息风、清热豁痰、开窍醒神、清热解毒。

收涩类中药

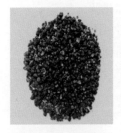 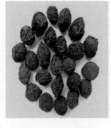 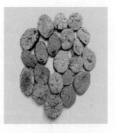 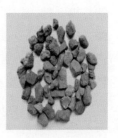

图 7-2-53　五味子　　图 7-2-54　乌梅　　图 7-2-55　肉豆蔻　　图 7-2-56　赤石脂

代表中药：

五味子　酸、甘，温。归肺、心、肾经。收敛固涩、益气生津、补肾宁心。

乌　梅　酸、涩，平。归肝、脾、肺、大肠经。敛肺、涩肠、生津、安蛔。

肉豆蔻　辛、苦，温。归脾、胃、大肠经。温中涩肠、行气消食。

赤石脂　甘、酸、涩，温。归大肠、胃经。涩肠止泻、收敛止血、生肌敛疮。

山茱萸　酸、涩，微温。归肝、肾经。补益肝肾、收涩固脱。

莲　子　甘、涩，平。归脾、肾、心经。补脾止泻、止带、益肾涩精、养心安神、敛汗止血、收湿敛疮。

第三节　用 手 捏 之

　　黏性中药多含有糖、黏液质、脂类等营养成分。"厚腻多补"，凡用手捏之，具黏性之中药，多有滋补厚腻之性，如蜂蜜、麦冬、黄精、桑椹子等（图 7-3-1~图 7-3-4）。

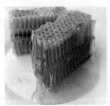
图7-3-1 蜂蜜

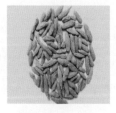
图7-3-2 麦冬

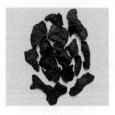
图7-3-3 黄精

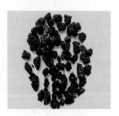
图7-3-4 桑椹子

代表中药:

党 参 甘,平。归脾、肺经。补脾益肺、养血生津。

大 枣 甘,温。归脾、胃、心经。补中益气、养血安神。

饴 糖 甘,温。归脾、胃、肺经。益气补中、缓急止痛、润肺止咳。

蜂 蜜 甘,平。归肺、脾、大肠经。补中润燥、止痛、解毒;外用生肌敛疮。

肉苁蓉 甘、咸,温。归肾、大肠经。补肾阳、益精血、润肠通便。

熟地黄 甘,微温。归肝、肾经。补血滋阴、益精填髓。

麦 冬 甘、微苦,微寒。归心、肺、胃经。养阴润肺、益胃生津、清心除烦。

天 冬 甘、苦,寒。归肺、肾经。养阴润燥、清肺生津。

玉 竹 甘,微寒。归肺、胃经。养阴润燥、生津止渴。

黄 精 甘,平。归脾、肺、肾经。补气养阴、健脾、润肺、益肾。

枸杞子 甘,平。归肝、肾经。滋阴补肾、益精明目。

桑 椹 甘、酸,寒。归心、肝、肾经。滋阴补血、生津润燥。

第四节 用 手 捻 之

粉性物质具有吸湿性,亦即具有收敛作用。"粉末常敛",凡用手捻之,具粉性之中药,多有收敛之性,如马勃、煅石膏、蒲黄、海螵蛸等(图7-4-1~图7-4-4)。一些边远地区,还有沿用草木灰或干净的细土撒敷患处的方法,以收敛止血。

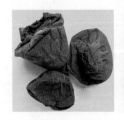
图7-4-1 马勃

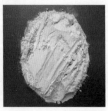
图7-4-2 煅石膏

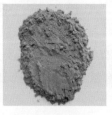
图7-4-3 蒲黄

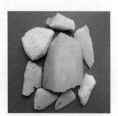
图7-4-4 海螵蛸

代表中药:

马　勃　辛,平。归肺经。清肺利咽、解毒、止血。

煅石膏　甘、辛,大寒。归肺、胃经。敛疮生肌、收湿、止血。

滑石粉　甘、淡,寒。归膀胱、肺、胃经。利尿通淋、清热解暑;外用收湿敛疮。

蒲　黄　甘,平。归肝、心包经。化瘀止血、通淋。

煅龙骨　甘、涩,平。归心、肝、肾经。镇静安神、平肝潜阳、收敛固涩。

珍珠粉　甘、咸,寒。归心、肝经。安神定惊、明目消翳、解毒生肌。

海螵蛸　咸、涩,温。归脾、肾经。固精止带、收敛止血、制酸止痛、收湿敛疮。

炉甘石　甘,平。归肝、脾经。解毒明目退翳、收湿止痒敛疮。

松花粉　甘,温。归肝、脾经。燥湿、收敛止血。

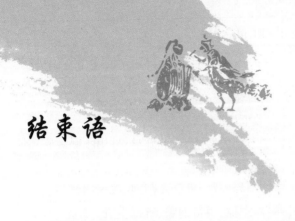

结束语

　　中药的来源、药用部位及中药的形状、颜色、气味、味道、质地等性状特征（传统认知）与中药的四气、五味、升降浮沉、归经、毒性等药性及中药功效有着密切的关系。如炭性中药是中药经炒炭法和煅炭法等制炭方法炮制而成的，主要为了加强其止血作用。根据中药本身药性的不同，炒炭之后适用于不同性质的出血。最早记载中药炒炭的是《五十二病方》："止血出者，燔（烧）发安其（创伤）"，但明确提出并在临床大量使用炭类药治疗出血的却是元代名医葛可久。据传，葛可久博览群书，学识渊博，精通儒、道、医、律，以医济世，著有《十药神书》行世。在人体五脏的关系中，相克是正常情况下五行之间的制约关系，炭类药止血首先源于中医经典的"阴阳五行"理论，根据五行学说中相克则是五行之间的递相克制及制约现象，"水克火"引申为"黑克红"，所以中药炒炭变黑后有止血之效，并列出以炭类药为主之止血名方"十灰散"，被后世奉为止血药之圭臬，医家莫不从之。以血余炭为例，李时珍于《本草纲目》中记载："发乃血余，故能治血病，补阴，疗惊痫，去心窍之血。"张锡纯云："血余者，发也，不锻则其质不化，故必锻为炭然后入药。"血余即人发的别称，健康人发炮制后的可炭化入药的物质即为血余炭。临床上常常以血余炭入药，人发味苦涩，性微温，归肝、胃经。人发来源于人体，得人体气血精华，可以联想到发的荣枯与血气盛衰有十分密切的关系，自古就有"发为血之余"的说法。可推知人发与气、血相关，可能对人体之气或血方面的病证起到治疗作用。古人经验即印证了人发对人体气血方面的疾病具有一定的治疗作用，此经验的来源应是古人认为吸取了人体气血精华的中药，其转化而来的血气能够补益人体、治疗疾病。根据现代物理理论，多孔性物质一般有吸附作用，炭性物质因其具有物理孔隙，一般具有粉性中药的吸湿收敛之性，后世对止血中药大多数会用制炭方法，经炮制后再用于临床止血。故而炭类中药，无论从看到的性状（物理孔隙）、颜色（黑色），还是闻到的气味（焦炭味）及用手感觉到的质地（收敛的粉性），都能根据中药的望闻问切方法推断出它的止血功效。如侧柏炭、棕榈炭、血余炭、藕节炭等（附图1~附图4）。

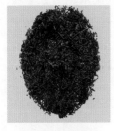 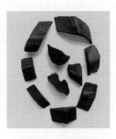 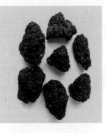 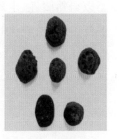

附图1　侧柏炭　　附图2　棕榈炭　　附图3　血余炭　　附图4　藕节炭

代表中药：

大蓟炭　甘、苦，凉。归心、肝经。凉血止血、散瘀、解毒消痈。

小蓟炭　甘、苦，凉。归心、肝经。凉血止血、散瘀、解毒消痈。

侧柏炭　苦、涩，寒。归肺、肝、脾经。凉血止血、化痰止咳、生发乌发。

槐花炭　苦，寒。归肝、大肠经。清热泻火、凉血止血。

地榆炭　苦、酸、涩，微寒。归肝、大肠经。凉血止血、解毒敛疮。

茅根炭　甘，寒。归肺、胃、膀胱经。凉血止血、清热利尿。

苎麻炭　甘，寒。归心、肝、肾、膀胱经。凉血止血、安胎、清热解毒。

茜草炭　苦，平。归肝经。凉血止血、祛瘀通经。

蒲黄炭　甘，平。归肝、心包经。止血化瘀、通淋。

棕榈炭　苦、涩，平。归肝、肺、大肠经。收敛止血。

血余炭　苦，平。归肝、胃经。收敛止血、化瘀、利尿。

藕节炭　甘、涩，平。归肝、肺、胃经。收敛止血、化瘀。

艾叶炭　辛、苦，温；有小毒。归肝、脾、肾经。温经止血。

卷柏炭　辛，平。归肝、心经。化瘀止血。

荆芥炭　辛、涩，微温。归肺、肝经。收敛止血。

总之，历代医家在长期反复实践中，根据中药自然属性的物象特征来推演和解释中药功效，显示了天人合一、天人相应、同气相求和以类相从的象思维逻辑。如徐大椿于《神农本草经百种录》中云："凡药之用，或取其气，或取其味，或取其色，或取其形，或取其质，或取其性情，或取其所生之时，或取其所成之地，各以其所偏胜而即资之疗疾，故能补偏救弊，调和脏腑。深求其理，可自得之。"简言之，即：中药之所以有其效，是因为中药有其形、色、气、味、质等自然属性及其本身的生理特性、生长环境等特点。以取象比类的思维模式将中药的自然属性及特殊的生理功能、特殊的生存环境与药性功效结合起来，形成了以自然属性、生理功能、生存环境来解释中药药性功效的理论依据。在学习过程中，运用中药的"望、闻、问、切"理论和方法，探索分析这些关系，寻求其中的规律，对于扩大对中医药的认识及更好地在临床实践中运用中医药，或许有着一定的积极意义。

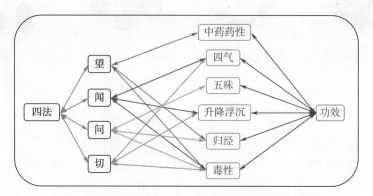

附图5　中药望闻问切四法与中药药性及功效关系图

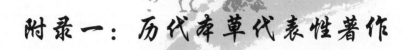

附录一：历代本草代表性著作

时期	著作	作者	特点
春秋战国时期	《五十二病方》		载药 242 种,医方 283 首,是我国现存最古老的方书
	《黄帝内经》		奠定四气五味学说的理论基础;中药归经学说之先导;后世中药升降浮沉学说的理论依据
汉代	《神农本草经》		简称《本经》。现存最早的本草(药学)专著,载药 365 种,按中药功效不同分为上、中、下三品;首次提出药有"寒、热、温、凉"四气;是汉以前药学知识和经验的第一次大总结
	《名医别录》		本书在《神农本草经》的基础上对所载药物的药性、功用、主治等内容进行补充,同时增补 365 种新药物,分别记述其性味、有毒无毒、功效主治、七情忌宜、产地等内容
两晋、南北朝	《本草经集注》	陶弘景	本草专著,载药 730 种,首创按中药自然属性分类方法,首创"诸病通药用","以朱书神农,墨书别录"
	《雷公炮炙论》	雷敩	我国第一部炮制专著,系统介绍近 300 种中药炮制方法
隋唐时期	《新修本草》		载药 844 种,图文对照,是我国历史上第一部官修本草著作,世界上最早的一部药典学著作,首载"山楂"的本草文献,记载了用羊肝治夜盲症和改善视力的经验。《新修本草》是在公元 659 年由唐代苏敬等 20 余人编写的我国政府颁行的第一部药典,它比欧洲最早的《佛罗伦萨药典》(1498 年出版)早 839 年,比 1535 年颁发的世界医学史上有名的《纽伦堡药典》早 876 年,比俄国第一部国家药典(1778 年颁行)早 1119 年,所以有世界第一部药典之称

续表

时期	著作	作者	特点
隋唐时期	《本草拾遗》	陈藏器	最早提出"十剂"分类法，记载了以人胞作为强壮剂
	《药性论》	甄权	首次记载"神曲"功效的医著
宋代	《本草图经》	苏颂	官修本草，书中所附药图是我国现存最早的版刻本草图谱
	《经史证类备急本草》	唐慎微	简称《证类本草》。载药1 746种，附方3 000余首，始载"苍术"之名，图文并茂、方药兼收，是我国现存最早的完整本草
	《本草别说》	陈承	全书图文对照，创本草正文、药图、图经合一之先例
	《开宝本草》		宋代的官修本草
	《嘉祐本草》		
金元时期	《素问药注》	刘完素	本书以《素问》为依据，是探讨药物义理的专著
	《本草论》	刘完素	本草学著作
	《珍珠囊》	张元素	本书载药113种，书中论引经佐使等，多前人所未发
	《药类法象》	李杲	本书进一步阐发药性理论，尤重气味厚薄升降，简明易懂
	《用药心法》	李杲	本书论及药物配伍、归经引经、炮制、制剂等许多理论，对后世临床用药颇有影响，为金元时期药性理论代表作之一
	《本草衍义补遗》	朱丹溪	全书载药189种。药物排列及论述无定式，其于五行归属、气味归经、产地炮制、功能主治、禁忌鉴别等，或广泛阐发兼而论之，或取舍有别，详略各异
	《汤液本草》	王好古	全书收录238种药物，强调药物的归经、药物的气味的阴阳所属及升阳浮沉
	《饮膳正要》	忽思慧	饮食疗法的专门著作，记录了回、蒙民族的食疗方药
	《十药神书》	葛可久	首次提出"大抵血热则行，血冷则凝……见黑则止"的炭药止血理论；首创并载"十灰散"
明代	《本草集要》	王纶	本书将明以前医药典籍中所载药物及药学理论加以集要整理，共3部8卷
	《滇南本草》	兰茂	我国现存内容最丰富的古代地方（云南）本草

续表

时期	著作	作者	特点
明代	《本草品汇精要》	刘文泰	本书在《证类本草》的基础上改编修补而成，共收录药物 1 815 种，每种药物按名、苗、地等 24 例予以记述
	《本草蒙筌》	陈嘉谟	卷首有历代名医图，并总论药性，对于各种药物的特征和用途辨析较详，论述药物炮炙，有其独到之处
	《本草纲目》	李时珍	载药 1 892 种，附图 1 160 幅，附方 11 096 首，新增药材 374 种，本书按药物自然属性分为 16 部 62 类；最早采用生态分类法；该书是 16 世纪以前本草学成就的全面总结，被誉为"东方药物巨典"
	《本草汇言》	倪朱谟	收载药物约 670 余种，是一部图文并茂的本草文献
	《炮炙大法》	缪希雍	继《雷公炮炙论》之后第二部炮制学专著；明代影响最大的炮制专著，首列"雷公炮制十七法"
	《本草经疏》	缪希雍	本书将《神农本草经》药物和部分《证类本草》中药物共 490 种，分别用注疏的形式加以发挥，并各附有主治参互及简误二项，考证药效及处方、宜忌等
	《本草乘雅半偈》	卢之颐	全书收录药物 365 种，每药在引录古说之后，均注以核、参及先人云等项目，广泛讨论了药物的性味、功效、主治、临床应用及炮制等药学理论
清代	《本草备要》	汪昂	首载药性总义，次将药物分为草、水、果、谷菜、金石水土、禽兽、鳞介鱼虫及人等八部，共载 470 余种药物
	《修事指南》	张仲岩	清代最有影响的炮制专著
	《本经逢原》	张璐	全书分四卷，记述 700 余种药物，以临床实用为主
	《神农本草经百种录》	徐大椿	本书选辑《神农本草经》中主要药物 100 种，结合临床加以简要注释
	《玉楸药解》	黄元御	本书共收药 290 种，分草、木、金石、果、禽兽及鳞介鱼虫六部，内容论述简要，不尚旁征博引，颇多个人见解
	《本草从新》	吴仪洛	全书分类法参照《本草纲目》，共收药物 720 种；书中将汪氏《本草备要》重新修订，保留其合理部分，增改其不足；补充了一些《本草纲目》所未收载的药物，较为简明实用

续表

时期	著作	作者	特点
清代	《本草纲目拾遗》	赵学敏	载药 921 种，新增 716 种；是增收新药最多的本草文献，首载冬虫夏草、鸦胆子、太子参的本草文献
	《本草崇原》	张志聪	此书摘录《本草纲目》中本经药 233 味（另有附品 56 种），作"崇原"之论，自序云"诠释《本经》阐明药性，端本五运六气之理，解释详备"，有探讨药性理论之意，药分上、中、下三品，从药物性味、生成、阴阳五行属性、形色等入手，结合主治疾病之机理，阐明功效，崇本求原思想，对徐大椿、陈修园等影响颇大
	《本草求真》	黄宫绣	全书共收载药物 436 种，卷首附有药图
	《吴氏本草》	焦循	本草著作，1 卷。其佚文多辑自《太平御览》等书，共载药 168 种
	《脉药联珠·药性考》	青霄子	收载药物 3 148 种，补遗 193 种；各药采用四言歌诀形式编写，简述性味、功效、主治
	《本草正义》	张德裕	本书将 361 种药物分成甘温、甘凉、发散、气品、血品、苦凉、苦温、苦寒、辛热、毒攻、固涩、杂列共 12 类，简要叙述其功用主治
	《本草分经》	姚澜	本书按药物归经理论进行编写，将药物分成通经络的药物与不循经络的杂品；书中附脏腑内景图、十四经穴歌及经脉穴图、总类便览、同名附考
	《本草求原》	赵其光	共收药 900 余种，此书在《本草述》《神农本草经百种录》《本草经解要》《本草经读》四家本草基础上增加种类、补充注释辑编而成，各药条下杂采众说，间附己意及名医方论治验和附方万余首
	《本草害利》	凌奂	以《本草分队》为基础，集诸家本草之药论，补入药物有害于疾病之内容，书中述药时分"害""利""修治"三项，以"害"列于先
	《本草便读》	张秉成	本书将常用药物 580 种，参照《本草纲目》分为山草、隰草等 24 类，全书内容简要，便于诵读
	《本草问答》	唐宗海	本书记述唐氏和他的学生张士让关于本草学的一些问答，书中对于中西医药的不同理论观点，以及中药药性对人体医疗的相互关系等做出探讨，在中西汇通方面做了大胆的尝试
	《药性赋》	何岩	收药 334 种，撰为温、热、寒、平四赋，各药以一二句骈语表述其功效、主治、禁忌等，简洁流畅

续表

时期	著作	作者	特点
近、现代	《中国药学大辞典》		由陈存仁主编，全书约 200 万字，收录词目约 4 300 条，汇集古今有关论述与研究成果，资料繁博，查阅方便
	《中华人民共和国药典》		由药典委员会编纂，是一部具有法律性质的国家药品标准。至今已颁布 10 版，即 1953 年版、1963 年版、1977 年版、1985 年版、1990 年版、1995 年版、2000 年版、2005 年版、2010 年版、2015 年版。现行版本为 2015 年版
	《中药大词典》		2006 年上海科学技术出版社出版，南京中医药大学编著，分上、下册和附编三部分，共收载中药 6 008 种。该书内容丰富，资料齐全，查阅方便，非常实用
	《中华本草》		1999 年上海科学技术出版社出版，本书以《中华本草》稿本为基础，选集其中重要内容编纂而成

附录二：同名多基原利用中药

中药名	植物名、动物名、矿物名	性味归经	功效
细辛	北细辛	性温,味辛,归心、肺、肾经	解表散寒,祛风止痛,宣通鼻窍,温肺化饮
	汉城细辛		
	华细辛		
白芷	白芷	性温,味辛,归肺、胃、大肠经	解表散寒,祛风止痛,宣通鼻窍,燥湿止带,消肿排脓
	杭白芷		
羌活	羌活	性温,味辛、苦,归膀胱、肾经	解表散寒,祛风除湿,止痛
	宽叶羌活		
藁本	藁本	性温,味辛,归膀胱经	祛风,散寒,除湿,止痛
	辽藁本		
柴胡	柴胡	性微寒,味辛、苦,归肝、胆、肺经	疏散退热,疏肝解郁,升举阳气,退热截疟
	狭叶柴胡		
升麻	大三叶升麻	性微寒,味辛、微甘,归肺、脾、胃、大肠经	发表透疹,清热解毒,升举阳气
	兴安升麻		
	升麻		
天花粉	栝楼	性微寒,味甘、微苦,归肺、胃经	清热泻火,生津止渴,消肿排脓
	双边栝楼		
黄连	黄连	性寒,味苦,归心、脾、胃、肝、胆、大肠经	清热燥湿,泻火解毒
	三角叶黄连		
	云连		
龙胆	条叶龙胆	性寒,味苦,归肝、胆经	清热燥湿,泻肝胆火
	龙胆		
	三花龙胆		
	滇龙胆		

续表

中药名	植物名、动物名、矿物名	性味归经	功效
土牛膝	牛膝 柳叶牛膝 粗毛牛膝 钝叶土牛膝	性平,味苦、酸,归肝、肺经	清热解毒,活血散瘀,利尿通淋
重楼	滇重楼 七叶一枝花	性微寒,味苦,归肝经	清热解毒,消肿止痛,凉肝定惊
山慈菇	杜鹃兰 独蒜兰 云南独蒜兰	性凉,味甘、微辛,归肝、胃经	清热解毒,化痰散结
墓头回	糙叶败酱 异叶败酱	性微寒,味辛、苦,归心、肝经	燥湿止带,收敛止血,清热解毒
赤芍	芍药 川赤芍	性微寒,味苦,归肝经	清热凉血,散瘀止痛
紫草	新疆紫草 内蒙紫草	性寒,味甘、咸,归心、肝经	清热凉血,活血解毒,透疹消斑
白薇	白薇 蔓生白薇	性寒,味苦、咸,归胃、肝、肾经	清热凉血,利尿通淋,解毒疗疮
大黄	掌叶大黄 药用大黄 唐古特大黄	性寒,味苦,归脾、胃、大肠、肝、心包经	泻下攻积,清热泻火,凉血解毒,逐瘀通经,利湿退黄
商陆	商陆 垂序商陆	性寒,味苦,归肺、脾、肾、大肠经	逐水消肿,通利二便;外用解毒散结
威灵仙	威灵仙 棉团铁线莲 东北铁线莲	性温,味辛、咸,归膀胱经	祛风湿,通经络,止痛,消骨鲠
秦艽	秦艽 麻花秦艽 粗茎秦艽	性平,味辛、苦,归胃、肝、胆经	祛风湿,通络止痛,退虚热,清湿热

中药名	植物名、动物名、矿物名	性味归经	功效
苍术	茅苍术	性温，味辛、苦，归脾、胃、肝经	燥湿健脾，祛风散寒，明目
	北苍术		
绵萆薢	绵萆薢	性平，味苦，归肾、胃经	利湿去浊，祛风除痹
	福州薯蓣		
薤白	小根蒜	性温，味辛、苦，归心、肺、胃、大肠经	通阳散结，行气导滞
	薤		
地榆	地榆	性微寒，味苦、酸、涩，归肝、大肠经	凉血止血，解毒敛疮
	长叶地榆		
郁金	温郁金	性寒，味辛、苦，归肝、胆、心、肺经	活血止痛，行气解郁，清心凉血，利胆退黄
	姜黄		
	广西莪术		
	蓬莪术		
莪术	蓬莪术	性温，味辛、苦，归肝、脾经	破血行气，消积止痛
	广西莪术		
	温郁金		
白前	柳叶白前	性微温，味辛、苦，归肺经	降气，消痰，止咳
	芫花叶白前		
天南星	天南星	性温，味苦、辛，归肺、肝、脾经	燥湿化痰，祛风止痉，散结消肿
	异叶天南星		
	东北天南星		
蛇六谷	魔芋	性温，味辛，归肺、肝、脾经	化痰散积，行瘀消肿
	华东魔芋		
川贝	川贝母	性微寒，味苦、甘，归心、肺经	清热润肺，化痰止咳，散结消痈
	暗紫贝母		
	甘肃贝母		
	梭砂贝母		
	太白贝母		
	瓦布贝母		

续表

中药名	植物名、动物名、矿物名	性味归经	功效
百部	直立百部 蔓生百部 对叶百部	性微温,味甘、苦,归肺经	润肺下气止咳,杀虫灭虱
远志	远志 卵叶远志	性温,味苦、辛,归心、肾、肺经	安神益智,交通心肾,祛痰,消肿
党参	党参 素花党参 川党参	性平,味甘,归脾、肺经	补脾益肺,养血生津
黄芪	蒙古黄芪 膜荚黄芪	性微温,味甘,归脾、肺经	补气升阳,固表止汗,利水消肿,生津养血,行滞通痹,托毒排脓,敛疮生肌
甘草	甘草 胀果甘草 光果甘草	性平,味甘,归心、肺、脾、胃经	补脾益气,清热解毒,祛痰止咳,缓急止痛,调和诸药
肉苁蓉	肉苁蓉 管花肉苁蓉	性温,味甘、咸,归肾、大肠经	补肾阳,益精血,润肠通便
南沙参	轮叶沙参 沙参	性微寒,味甘,归肺、胃经	养阴清肺,益胃生津,化痰,益气
百合	百合 细叶百合 卷丹	性寒,味甘,归心、肺经	养阴润肺,清心安神
黄精	黄精 滇黄精 多花黄精	性平,味甘,归脾、肺、肾经	补气养阴,健脾,润肺,益肾
麻黄根	草麻黄 中麻黄	性平,味甘、涩,归心、肺经	固表止汗
麻黄	草麻黄 中麻黄 木贼麻黄	性温,味辛、微苦,归肺、膀胱经	发汗解表、宣肺平喘、利水消肿

中药名	植物名、动物名、矿物名	性味归经	功效
香薷	石香薷	性微温,味辛,归肺、胃经	发汗解表,化湿和中,利水消肿
	江香薷		
蒲公英	蒲公英	性寒,味苦、甘,归肝、胃经	清热解毒,消肿散结,利湿通淋
	碱地蒲公英		
	同属植物		
败酱草	黄花败酱	性微寒,味辛、苦,归胃、大肠、肝经	清热解毒,消痈排脓,祛瘀止痛
	白花败酱		
地锦草	地锦	性平,味辛,归肝、大肠经	清热解毒,凉血止血,利湿退黄
	斑地锦		
百蕊草	百蕊草	性寒,味辛、微苦,归肺经	清热解毒,解暑,补气益肾
	长梗百蕊草		
豨莶草	豨莶	性寒,味辛、苦,归肝、肾经	祛风湿,利关节,解毒
	腺梗豨莶		
	毛梗豨莶		
老鹳草	牻牛儿苗	性平,味辛、苦,归肝、肾、脾经	祛风湿,通经络,清热毒,止泻痢
	老鹳草		
	野老鹳草		
鹿衔草	鹿蹄草	性温,味甘、苦,归肝、肾经	祛风湿,强筋骨,止血,止咳
	普通鹿蹄草		
瞿麦	瞿麦	性寒,味苦,归心、小肠经	利尿通淋,活血通经
	石竹		
石韦	庐山石韦	性微寒,味甘、苦,归肺、膀胱经	利尿通淋,清肺止咳,凉血止血
	石韦		
	有柄石韦		
茵陈	滨蒿	性微寒,味苦、辛,归脾、胃、肝、胆经	清利湿热,利胆退黄
	茵陈蒿		
卷柏	卷柏	性平,味辛,归肝、心经	生用活血通经,炒炭化瘀止血
	垫状卷柏		

续表

中药名	植物名、动物名、矿物名	性味归经	功效
金沸草	旋覆花 条叶旋覆花	性温，味苦、辛、咸，归肺、大肠经	降气，消痰，行水
淫羊藿	淫羊藿 箭叶淫羊藿 柔毛淫羊藿 朝鲜淫羊藿	性温，味辛、甘，归肝、肾经	补肾阳，强筋骨，祛风湿
石斛	金钗石斛 鼓槌石斛 流苏石斛	性微寒，味甘，归胃、肾经	益胃生津，滋阴清热
辛夷	望春花 玉兰 武当玉兰	性温，味辛，归肺、胃经	散风寒，通鼻窍
厚朴花	厚朴 凹叶厚朴	性微温，味苦，归脾、胃经	芳香化湿，理气宽中
葛花	野葛 甘葛藤	性凉，味甘，归脾、胃、大肠经	解酒毒，醒脾和胃
蒲黄	水烛香蒲 东方香蒲 同属植物	性平，味甘，归肝、心包经	止血，化瘀，通淋
凌霄花	凌霄 美洲凌霄	性寒，味甘、酸，归肝、心包经	活血通经，凉血祛风
旋覆花	旋覆花 欧亚旋覆花	性微温，味苦、辛、咸，归肺、脾、胃、大肠经	降气，消痰，行水，止呕
天山雪莲	绵头雪莲花 大苞雪莲花 水母雪莲花	性温，味甘、苦，归肝、肾经	温肾助阳，祛风胜湿，通经活血
蔓荆子	单叶蔓荆 蔓荆	性微寒，味辛、苦，归膀胱、肝、胃经	疏散风热，清利头目

续表

中药名	植物名、动物名、矿物名	性味归经	功效
决明子	决明 小决明	性微寒，味甘、苦、咸，归肝、大肠经	清肝明目，润肠通便
金果榄	青牛胆 金果榄	性寒，味苦，归肺、大肠经	清热解毒，利咽，止痛
郁李仁	欧李 郁李 长柄扁杉	性平，味辛、苦、甘，归脾、大肠、小肠经	润肠通便，下气利水
瓜蒌子	栝楼 双边栝楼	性寒，味甘，归肺、胃、大肠经	润肺化痰，滑肠通便
牵牛子	裂叶牵牛 圆叶牵牛	性寒，味苦，归肺、肾、大肠经	泻水通便，消痰涤饮，杀虫攻积
砂仁	阳春砂 绿壳砂 海南砂	性温，味辛，归脾、胃、肾经	化湿开胃，温脾止泻，理气安胎
豆蔻	白豆蔻 爪哇白豆蔻	性温，味辛，归肺、脾、胃经	化湿行气，温中止呕，开胃消食
赤小豆	赤小豆 赤豆	性平，味甘、酸，归心、小肠经	利水消肿，解毒排脓
车前子	车前 平车前	性寒，味甘，归肝、肾、肺、小肠经	清热利尿通淋，渗湿止泻，明目，祛痰
吴茱萸	吴茱萸 石虎 疏毛吴茱萸	性热，味辛、苦，归肝、脾、胃、肾经	散寒止痛，降逆止呕，助阳止泻
花椒	青椒 花椒	性温，味辛，归脾、胃、肾经	温中止痛，杀虫止痒
橘白	福橘 朱橘	性温，味辛、苦，归胃经	和胃，化浊腻
化橘红	化州柚 柚	性温，味辛、苦，归肺、脾经	理气宽中，燥湿化痰

续表

中药名	植物名、动物名、矿物名	性味归经	功效
枳实	酸橙	性微寒,味苦、辛、酸,归脾、胃经	破气消积,化痰除痞
	甜橙		
香橼	枸橼	性温,味辛、苦、酸,归肝、脾、胃、肺经	疏肝理气,宽中,化痰
	香圆		
娑罗子	七叶树	性温,味甘,归肝、胃经	疏肝解郁,和胃止痛
	浙江七叶树		
	天师栗		
预知子	木通	性寒,味苦,归肝、胆、胃、膀胱经	疏肝理气,活血止痛,散结,利尿
	三叶木通		
	白木通		
山楂	山里红	性微温,味酸、甘,归脾、胃、肝经	消食化积,止泻止痢,行气散瘀,化浊降脂
	山楂		
桃仁	桃	性平,味苦、甘,归心、肝、大肠经	活血祛瘀,润肠通便,止咳平喘
	山桃		
瓜蒌皮	栝楼	性寒,味甘,归肺、胃经	清热化痰,利气宽胸
	双边栝楼		
马兜铃	北马兜铃	性微寒,味苦,归肺、大肠经	清肺降气,止咳平喘,清肠消痔
	马兜铃		
苦杏仁	山杏	性微温,味苦,归肺、大肠经	降气止咳平喘,润肠通便
	西伯利亚杏		
	东北杏		
	杏		
葶苈子	独行菜	性大寒,味辛、苦,归肺、膀胱经	泻肺平喘,行水消肿
	播娘蒿		
菟丝子	南方菟丝子	性平,味辛、甘,归肝、肾、脾经	补益肝肾,固精缩尿,安胎,明目,止泻;外用消风祛斑
	菟丝子		
诃子	诃子	性平,味苦、酸、涩,归肺、大肠经	涩肠止泻,敛肺止咳,降火利咽
	绒毛诃子		

续表

中药名	植物名、动物名、矿物名	性味归经	功效
碧桃干	桃	性平,味酸、苦,归心、肝经	敛汗涩精,活血止血,止痛
	山桃		
大风子	大风子	性热,味辛,归肝、脾经	祛风燥湿,攻毒杀虫
	海南大风子		
青黛	马蓝	性寒,味咸,归肝经	清热解毒,凉血消斑,泻火定惊
	蓼蓝		
	菘蓝		
功劳叶	阔叶十大功劳	性寒,味苦,归肝、肾、肺经	清热补虚,止咳化痰
	细叶十大功劳		
	华南十大功劳		
番泻叶	狭叶番泻	性寒,味甘、苦,归大肠经	泻热行滞,通便,利水
	尖叶番泻		
金橘叶	金橘	性微寒,味辛、苦,归肝、脾、肺经	疏肝解郁,开胃气,散肺气
	金弹		
秦皮	苦枥白蜡树	性寒,味苦、涩,归肝、胆、大肠经	清热燥湿,收涩止痢,止带,明目
	白蜡树		
	尖叶白蜡树		
	宿柱白蜡树		
地骨皮	枸杞	性寒,味甘,归肺、肝、肾经	凉血除蒸,清肺降火
	宁夏枸杞		
厚朴	厚朴	性温,味苦、辛,归脾、胃、肺、大肠经	燥湿消痰,下气除满
	凹叶厚朴		
桂皮	天竺桂	性温,味辛、甘,归肾、脾、心、肝经	温肾壮阳,温中驱寒,温经止痛,通利血脉
	阴香		
	细叶香桂		
	肉桂		
	川桂		
苦楝皮	川楝	性寒,味苦,归肝、脾、胃经	杀虫,疗癣
	楝		

续表

中药名	植物名、动物名、矿物名	性味归经	功效
青风藤	青藤	性平,味苦、辛,归肝、脾经	祛风湿,通经络,利小便
	毛青藤		
木通	木通	性寒,味苦,归心、小肠、膀胱经	利尿通淋,清心除烦,通经下乳
	三叶木通		
	白木通		
竹茹	青秆竹	性微寒,味甘,归肺、胃、心、胆经	清热化痰,除烦,止呕
	大头典竹		
	淡竹		
天竺黄	青皮竹	性寒,味甘,归心、肝经	清热豁痰,清心定惊
	华思劳竹		
钩藤	钩藤	性凉,味甘,归肝、心包经	息风定惊,清热平肝
	大叶钩藤		
	毛钩藤		
	华钩藤		
	无柄果钩藤		
没药	地丁树	性平,味辛、苦,归心、肝、脾经	散瘀定痛,消肿生肌
	哈地丁树		
阿魏	新疆阿魏	性温,味苦、辛,归脾、胃经	消积,化癥,散痞,杀虫
	阜康阿魏		
松香	油松	性温,味苦、甘,归脾、胃经	燥湿祛风,生肌止痛
	马尾松		
	云南松		
马勃	脱皮马勃	性平,味辛,归肺经	清肺利咽,止血
	大马勃		
	紫色马勃		
灵芝	赤芝	性平,味甘,归心、肺、肝、肾经	补气安神,止咳平喘
	紫芝		
海藻	海蒿子	性寒,味苦、咸,归肝、胃、肾经	消痰软坚散结,利水消肿
	羊栖菜		

续表

中药名	植物名、动物名、矿物名	性味归经	功效
昆布	海带	性寒,味咸,归肝、胃、肾经	消痰软坚散结,利水消肿
	昆布		
望月砂	东北兔	性寒,味辛,归肝经	去翳明目,解毒杀虫
	华南兔		
夜明砂	蝙蝠	性寒,味辛,归肝经	清肝明目,散瘀消积
	大管鼻蝠		
	普通伏翼		
	大耳蝠		
	华南大棕蝠		
	大马蹄蝠		
	马铁菊头蝠		
熊胆	黑熊	性寒,味苦,归肝、胆、心、胃经	清热解毒,息风止痉,清肝明目
	棕熊		
刺猬皮	刺猬	性平,味苦、涩,归胃、大肠经	固精缩尿,收敛止血,化瘀止痛
	短刺猬		
蛇蜕	黑眉锦蛇	性平,味咸、甘,归肝经	祛风,定惊,退翳,解毒止痒
	锦蛇		
	乌梢蛇		
鱼脑石	大黄鱼	性寒,味甘、咸,归肾经	利尿通淋,清热解毒
	小黄鱼		
石燕	中华弓石燕	性凉,味咸,归膀胱、肾经	清湿热,利小便,退目翳
	弓石燕		
	多种近缘动物		
鹅管石	栎珊瑚	性温,味甘、咸,归肺、肾经	温肺,壮阳,通乳
	笛珊瑚		
浮海石	火山喷发所得岩石	性寒,味咸,归肺、肾经	清肺化痰,软坚散结,利尿通淋
	脊突苔虫		
	瘤苔虫		

续表

中药名	植物名、动物名、矿物名	性味归经	功效
龙骨	象类、犀牛类、三趾马等的骨胳的化石	性平,味甘、涩,归心、肝、肾经	镇惊安神,平肝潜阳,收敛固涩
	象类门齿的化石		
海蛤壳	文蛤	性寒,味苦、咸,归肺、肾、胃经	清热化痰,软坚散结,制酸止痛;外用收湿敛疮
	青蛤		
珍珠母	三角帆蚌	性寒,味咸,归肝、心经	平肝潜阳,安神定惊,明目退翳
	褶纹冠蚌		
	马氏珍珠贝		
牡蛎	大连湾牡蛎	性微寒,味咸,归肝、胆、肾经	潜阳补阴,重镇安神,软坚散结,收敛固涩,制酸止痛
	近江牡蛎		
	长牡蛎		
石决明	杂色鲍	性寒,味咸,归肝经	平肝潜阳,清肝明目
	皱纹盘鲍		
	羊鲍		
	澳洲鲍		
	耳鲍		
	白鲍		
瓦楞子	毛蚶	性平,味咸,归肝、肺、胃经	消痰化瘀,软坚散结,制酸止痛
	泥蚶		
	魁蚶		
紫贝齿	蛇首眼球贝	性平,味咸,归肝经	平肝潜阳,镇惊安神,清肝明目
	山猫宝贝		
	绶贝		
金礞石	变质岩类蛭石片岩	性平,味甘、咸,归肝、心经	坠痰下气,平肝镇惊
	水黑云母片岩		
青礞石	变质岩类黑云母片岩	性平,味甘、咸,归肺、心、肝经	坠痰下气,平肝镇惊
	绿泥石化云母碳酸盐片岩		
土鳖虫	地鳖	性寒,味咸,归肝经	破血逐瘀,续筋接骨
	冀地鳖		

中药名	植物名、动物名、矿物名	性味归经	功效
水蛭	蚂蟥 水蛭 柳叶蚂蟥	性平，味咸、苦，归肝经	破血通经，逐瘀消癥
地龙	参环毛蚓 通俗环毛蚓 威廉环毛蚓 栉盲环毛蚓	性寒，味咸，归肝、脾、膀胱经	清热定惊，通络，平喘，利水
壁虎	无蹼壁虎 多疣壁虎 蹼趾壁虎	性寒，味咸，归肝经	祛风定惊，散结解毒
麝香	林麝 马麝 原麝	性温，味辛，归心、脾经	开窍醒神，活血通经，消肿止痛
鹿茸	梅花鹿 马鹿	性温，味甘、咸，归肾、肝经	壮肾阳，益精血，强筋骨，调冲任，托疮毒
鹿角片	马鹿 梅花鹿	性温，味咸，归肝、肾经	补肾阳，益精血，强筋骨，行血消肿
鹿角霜	马鹿 梅花鹿	性温，味咸、涩，归肝、肾经	温肾助阳，收敛止血
五倍子	盐肤木 青麸杨 红麸杨	性寒，味酸、涩，归肺、大肠、肾经	敛肺降火，涩肠止泻，敛汗止血，收湿敛疮
桑螵蛸	大刀螂 小刀螂 巨斧螳螂	性平，味甘、咸，归肝、肾经	固精缩尿，补肾助阳
海螵蛸	无针乌贼 金乌贼	性温，味咸、涩，归脾、肾经	收敛止血，涩精止带，制酸止痛，收湿敛疮

中药名	植物名、动物名、矿物名	性味归经	功效
蜂房	果马蜂	性平，味甘，归胃经	攻毒杀虫，祛风止痛
	日本长脚胡蜂		
	异腹胡蜂		
蜂蜜	中华蜜蜂	性平，味甘，归肺、脾、大肠经	补中，润燥，止痛，解毒；外用生肌敛疮
	意大利蜂		

附录三：同源不同药用部位中药

植物名	中药名	药用部位	性味归经	功效
人参	人参	根及根茎	性微温,味甘、微苦,归脾、肺、心、肾经	大补元气,复脉固脱,补脾益肺,生津,安神
	人参叶	叶	性寒,味苦、甘,归肺、胃经	补气,益肺,祛暑,生津
乌头	川乌	母根	性热,味辛、苦,有大毒,归心、肝、肾、脾经	祛风除湿,温经止痛
	附子	子根的加工品	性大热,味辛、甘,有毒,归心、脾、肾经	回阳救逆,补火助阳,散寒止痛
何首乌	何首乌	块根	性微温,味苦、甘、涩,归肝、心、肾经	(生)解毒,消痈,截疟,润肠通便;(制)补肝肾,益精血,乌须发,强筋骨,降脂化浊
	夜交藤	藤茎	性平,味甘,归心、肝经	养心安神,祛风通络
野葛	葛根	根	性凉,味甘、辛,归脾、胃、肺经	解肌退热,透疹,生津止渴,升阳止泻,通经活络,解酒毒
	葛花	花	性平,味甘,归脾、胃、大肠经	解酒毒,清湿热
菘蓝	板蓝根	根	性寒,味苦,归心、胃经	清热解毒,凉血,利咽
	大青叶	叶	性寒,味苦,归心、胃经	清热解毒,凉血消斑
	青黛	加工品	性寒,味咸,归肝经	清热解毒,凉血消斑,泻火定惊
栝楼	天花粉	根	性微寒,味甘、微苦,归肺、胃经	清热泻火,生津止渴,消肿排脓
	瓜蒌皮	果皮	性寒,味甘,归肺、胃、大肠经	清化热痰,利气宽胸

续表

植物名	中药名	药用部位	性味归经	功效
栝楼	瓜蒌子	种子	性寒，味甘，归肺、胃、大肠经	润肺化痰，滑肠通便
	全瓜蒌	果实	性寒，味甘、微苦，归肺、胃、大肠经	清热涤痰，宽胸散结，润燥滑肠
麻黄	麻黄根	根和根茎	性平，味甘、涩，归心、肺经	固表止汗
	麻黄	草质茎	性温，味辛、微苦，归肺、膀胱经	发汗解表，宣肺平喘，利水消肿
紫苏	紫苏叶	叶	性温，味辛，归肺、脾经	解表散寒，行气和胃
	紫苏梗	茎	性温，味辛，归肺、脾经	理气宽中，止痛，安胎
	紫苏子	果实	性温，味辛，归肺、大肠经	降气化痰，止咳平喘，润肠通便
车前	车前草	全草	性寒，味甘，归肝、肾、肺、小肠经	清热利尿，祛痰，凉血，解毒
	车前子	种子	性寒，味甘，归肝、肾、肺、小肠经	清热利尿通淋，渗湿止泻，明目，祛痰
益母草	益母草	地上部分	性微寒，味辛、苦，归肝、心、膀胱经	活血调经，利尿消肿，清热解毒
	茺蔚子	果实	性微寒，味辛、苦，归心包、肝经	活血调经，清肝明目
槐	槐花	花及花蕾	性微寒，味苦，归肝、大肠经	凉血止血，清肝泻火
	槐角	果实	性寒，味苦，归肝、大肠经	清热泻火，凉血止血
丁香	公丁香	花蕾	性温，味辛，归脾、胃、肺、肾经	温中降逆，暖肾助阳
	母丁香	近成熟果实	性温，味辛，归脾、胃、肺、肾经	温中降逆，暖肾助阳
旋覆花	旋覆花	头状花序	性微温，味苦、辛、咸，归肺、脾、胃、大肠经	消痰，下气，行水，止呕
	金沸草	地上部分	性温，味苦、辛、咸，归肺、大肠经	降气，消痰，行水

续表

植物名	中药名	药用部位	性味归经	功效
扁豆	扁豆花	花	性平,味甘,归脾、胃、大肠经	清暑,化湿,和中
	白扁豆	种子	性微温,味甘,归脾、胃经	健脾化湿,和中消暑
	扁豆衣	种皮	性微凉,味甘,归脾、胃经	健脾,化湿
莲	藕节	根茎节部	性平,味甘、涩,归肝、肺、胃经	收敛止血,化瘀
	荷叶	叶	性平,味苦,归脾、胃、肝经	消暑化湿,升发清阳,凉血止血
	荷梗	叶柄或花柄	性平,味苦、涩,归脾、膀胱经	清热解暑,行气利水
	莲房	花托	性温,味苦、涩,归肝经	化瘀止血
	莲子	成熟种子	性平,味甘、涩,归脾、肾、心经	补脾止泻,止带,益肾涩精,养心安神
	石莲子	成熟果实	性平,味甘、涩,归脾、胃、心、肺经	清心开胃
	莲子心	成熟种子中的幼叶及胚根	性寒,味苦,归心、肾经	清心安神,交通心肾,涩精止血
	莲须	雄蕊	性平,味甘、涩,归心、肾经	固肾涩精
橘	橘叶	叶	性微寒,味辛、苦,归肝、脾、肺经	疏肝解郁,理气散结
	橘皮	果皮	性温,味辛、苦,归脾、胃、肺经	理气调中,燥湿化痰
	橘络	果皮内层筋络	性平,味苦、甘,归肝、脾经	行气通络,化痰止咳
	橘核	种子	性平,味苦,归肝、肾经	理气,散结,止痛
	橘红	外层果皮	性温,味辛、苦,归肺、脾经	理气宽中,燥湿化痰
	橘白	果皮的白色内层部分	性温,味苦、辛,归胃经	和胃,化浊腻

植物名	中药名	药用部位	性味归经	功效
佛手	佛手	果实	性温,味辛、苦、酸,归肝、脾、胃、肺经	疏肝理气,和胃止痛,燥湿化痰
	佛手花	花或花蕾	性温,味辛、微苦,归肝、胃经	理气,散瘀
桃	桃仁	种子	性平,味苦、甘,归心、肝、大肠经	活血祛瘀,润肠通便,止咳平喘
	瘪桃干	未成熟幼果	性平,味酸、苦,归心、肝经	敛汗涩精,活血止血,止痛
银杏	银杏叶	叶	性平,味甘、苦、涩,归心、肺经	活血化瘀,通络止痛,敛肺平喘,化浊降脂
	白果	种子	性平,味甘、苦、涩,有毒,归肺、肾经	敛肺定喘,止带缩尿
枸杞	枸杞子	果实	性平,味甘,归肝、肾经	滋补肝肾,益精明目
	地骨皮	根皮	性寒,味甘,归肺、肝、肾经	凉血除蒸,清肺降火
石榴	石榴皮	果皮	性温,味酸、涩,归大肠经	涩肠止泻,止血,驱虫
	石榴花	花瓣	性平,味酸、甘,归脾、肾经	收敛止泻,止汗止血
冬瓜	冬瓜子	种子	性凉,味甘,归肺、肝、小肠经	清热化痰,消痈利水
	冬瓜皮	果皮	性凉,味甘,归脾、小肠经	利尿消肿
槟榔	槟榔	种子	性温,味苦、辛,归胃、大肠经	杀虫,消积,行气,利水,截疟
	大腹皮	果皮	性微温,味辛,归脾、胃、大肠、小肠经	行气宽中,行水消肿
花椒	花椒	果皮	性温,味辛,归脾、胃、肾经	温中止痛,杀虫止痒
	椒目	种子	性寒,味苦、辛,归脾、胃、肾经	行水消肿

续表

植物名	中药名	药用部位	性味归经	功效
川楝	川楝子	果实	性寒,味苦,有小毒,归肝、小肠、膀胱经	疏肝泄热,行气止痛,杀虫
	苦楝皮	树皮和根皮	性寒,味苦,有毒,归肝、脾、胃经	杀虫,疗癣
皂荚	猪牙皂	果实	性温,味辛、咸,有小毒,归肺、大肠经	祛痰开窍,散结消肿
	皂角刺	棘刺	性温,味辛,归肝、胃经	消肿托毒,排脓,杀虫
合欢	合欢皮	树皮	性平,味甘,归心、肝、肺经	解郁安神,活血消肿
	合欢花	花序、花蕾	性平,味甘,归心、肝经	解郁安神
厚朴	厚朴	干皮、根皮及枝皮	性温,味苦、辛,归脾、胃、肺、大肠经	行气消积,燥湿除满,降逆平喘
	厚朴花	花蕾	性微温,味苦,归脾、胃经	芳香化湿,理气宽中
肉桂	肉桂	树皮	性大热,味辛、甘,归肾、脾、心、肝经	补火助阳,引火归原,散寒止痛,温通经脉
	桂枝	嫩枝	性温,味辛、甘,归心、肺、膀胱经	发汗解肌,温通经脉,助阳化气,平冲降气
桑	桑白皮	根皮	性寒,味甘,归肺经	泻肺平喘,利水消肿
	桑枝	嫩枝	性平,味微苦,归肝经	祛风湿,利关节
	桑叶	叶	性寒,味甘、苦,归肺、肝经	疏散风热,清肺润燥,清肝明目
	桑椹子	果穗	性寒,味甘、酸,归心、肝、肾经	滋阴补血,生津润燥
竹	竹茹	茎秆的中间层	性微寒,味甘,归肺、胃、心、胆经	清热化痰,除烦,止呕
	竹沥	竹的茎秆经火烤灼所流出的液汁	性寒,味甘、苦,归心、胃经	清热豁痰,镇惊利窍
	竹叶	叶	性寒,味甘、淡,归心、胃、小肠经	清热除烦,生津利尿

续表

植物名	中药名	药用部位	性味归经	功效
忍冬	金银花	花蕾或带初开的花	性寒,味甘,归肺、心、胃经	清热解毒,疏散风热
	忍冬藤	茎枝	性寒,味甘、苦,归肺、胃经	清热解毒,疏风通络
茯苓	茯苓皮	菌核外皮	性平,味甘、淡,归肺、脾、肾经	利水消肿
	赤茯苓	菌核近外皮部的淡红色部分	性平,味甘、淡,归心、肺、脾、肾经	利水渗湿,健脾宁心
	茯苓	菌核	性平,味甘、淡,归心、肺、脾、肾经	利水渗湿,健脾,宁心
	茯神	菌核中间抱有松根的白色部分	性平,味甘、淡,归心、脾经	宁心,安神,利水
	茯神木	菌核中间的松根	性平,味甘,归心、脾经	平肝安神
乌梢蛇	乌梢蛇	干燥体	性平,味甘,归肝经	祛风,通络,止痉
	蛇蜕	表皮膜	性平,味咸、甘,归肝经	祛风,定惊,退翳,解毒

自古扁鵲中醫望聞問切

四診診病中藥望聞問切

今有朋君中藥望聞問切

四怯怯藥

四診四怯相得益彰迺中

醫藥之幸事

蒼生之幸事

賀中藥望聞問切付梓 己亥年暖冬 劉慶國書